常见疾病知识普及系列丛书

走出 癌症
认识和防治误区

杨玺　编著

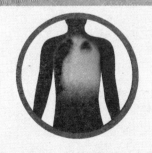

U0343220

 西安交通大学出版社
XI'AN JIAOTONG UNIVERSITY PRESS

内容简介

本书以科普读物的形式就如何从认识、预防、检查和治疗癌症的种种误区中走出来等内容向读者做了详尽的阐述。其内容新颖、系统、详细、实用,适合于普通大众,尤其是癌症患者的阅读。同时,对于临床医疗工作者也具有一定的参考价值。

图书在版编目(CIP)数据

走出癌症认识和防治误区/杨玺编著. —西安:西安交通大学
出版社,2012.9
ISBN 978 - 7 - 5605 - 4524 - 0

Ⅰ.①走… Ⅱ.①杨… Ⅲ.①癌-基本知识 Ⅳ.①R73

中国版本图书馆 CIP 数据核字(2012)第 199330 号

书　　名	走出癌症认识和防治误区
编　　著	杨　玺
责任编辑	秦金霞　王　磊
出版发行	西安交通大学出版社
	(西安市兴庆南路 10 号　邮政编码 710049)
网　　址	http://www.xjtupress.com
电　　话	(029)82668357　82667874(发行中心)
	(029)82668315　82669096(总编办)
传　　真	(029)82668280
印　　刷	西安明瑞印务有限公司
开　　本	880mm×1230mm　1/32　印张 5　字数 115 千字
版次印次	2012 年 9 月第 1 版　2012 年 9 月第 1 次印刷
书　　号	ISBN 978 - 7 - 5605 - 4524 - 0/R · 249
定　　价	18.80 元

读者购书、书店填货、如发现印装质量问题,请与本社发行中心联系、调换。
订购热线:(029)82665248　(029)82665249
投稿热线:(029)82665546　(029)82668502
读者信箱:xjtumpress@163.com

前　言

据世界卫生组织统计,全世界每年死于癌症者达 700 万,约每 10 个死亡的人中有 1 人死于癌症。在我国,每年约有 130 万人患上癌症,70 万～80 万人因癌症而死亡,换句话说,每 2 分钟就有 3 人死于癌症。可见,除了心脑血管疾病外,癌症已成为威胁人类健康的主要疾病之一。

癌症是一个古老的疾病,一度被视为"不治之症"。癌症,曾使多少人倾家荡产,曾使多少家庭财去人亡,曾使多少人闻之色变,更有甚者竟然被癌症活活"吓"死。然而,随着科学技术的不断进步和人类对癌症研究的进一步深化,科学家们通过临床实践证明,有 1/3 的癌症是可以预防的;1/3 的癌症是可以治愈的;在不能治愈的 1/3 中,大多数患者是可以延续生命或减轻痛苦,提高生活质量的。因此,癌症并非想象中的那般狰狞,防治的关键在于要具有防癌意识,正确认识癌症,遵循癌症治疗的原则,力争做到"三早"——早发现、早诊断和早治疗,坚定地树立起防癌、抗癌信心,战胜癌症。

然而,人们对癌症的认识和防治方面存在着许多误区。权威统计表明,全球有 1/3 的癌症患者死于不合理治疗,我国有 80% 的癌症晚期患者被迫接受过度治疗。许多人总想打一场痛快淋漓的"围歼战",将癌魔斩草除根而后快,即使赔上老本也在所不惜,其结果却往往是人财两空。因此,癌症防治误区犹如雷区,不能踏入,已经踏入者要争取及早返回,返回就可看到你前面充满希望的阳光。所以,正确认识和防治癌症的关键是到正规医院得到正确的治疗和指导,切忌有病乱投医,方能达到最好的防治效果,并可避免患者的劳民伤财。

随着我国实现小康社会步伐的加快,人们越来越关注健康,越来越关注生活质量和生命质量。为了能满足广大读者渴望正确防治慢性病的需求,笔者精心编著了《走出癌症认识和防治误区》一书,阅读该书可帮助大家走出对癌症认识和治疗中的误区,希望它能够成为广大群众,尤其是癌症患者的益友。需要特别指出的是,书中小标题所述的均为误解或误区所在,读者必须认真阅读标题后的相关内容,才能正确地理解和把握其原意。拨正航道,驶出误区。

本书的内容深入浅出,通俗易懂,重点突出。在写作方面力求集科学性、知识性、趣味性、实用性于一体。然而,由于笔者水平所限,缺点、错误在所难免,敬请读者不吝指正。

杨玺

2012 年 7 月

目　录

癌症认识误区

癌症预防误区

癌症检查误区

癌症患者求治误区

癌症手术治疗误区

癌症放、化疗误区

癌症其他治疗误区

癌症镇痛药使用误区

癌症中药治疗误区

癌症饮食疗法误区

癌症康复治疗误区

常见癌症防治误区

癌症认识误区

误区 1. 人人都有癌细胞

从医学上讲,如果能检查出癌细胞,就可以诊断这个人患癌症了。但是,绝对不是人人身体里都有癌细胞。我们身体里都有的是原癌基因,靠着身体里的抗癌基因来抑制,使它不过分"活跃"。在平时,这两者维持着一种平衡。但在致癌因素作用下,原癌基因过分活跃,抑癌基因失去活性,这样才可能导致癌症。

误区 2. 随着年龄的增加,癌细胞的生长速度会减慢

事实上,癌细胞的生长速度与人的年龄毫无关系,只不过是人年龄越大,得癌症的概率就越大。目前,女性患癌平均年龄为 69 岁,男性患癌平均年龄为 67 岁。这表明,在癌症的发病中,年龄只与患癌的概率有关,而与癌细胞的生长速度无关。

误区 3. 癌细胞不能"改邪归正"

在许多人看来,一旦在体内发现了癌细胞,癌细胞就永远不可能"改邪归正"转变为正常细胞。这种认识是错误的。

(1)细胞王国的"叛匪"

近年来,对癌症的研究已取得飞跃式的进展。科学家们从分子水平上对癌症发生机理的研究有了重大突破。

人体好比一个细胞王国,而癌细胞就像是这个王国里的"叛匪"。

癌细胞来源于人体的正常细胞,正常细胞在各种环境和遗传的致癌因素作用下,其遗传物质(基因)受到损害而发生了改变(突变),其后果主要是造成细胞原癌基因的激活或抑癌基因的失活,从而引起细胞的恶性转化。因此,癌症从本质上来说是属于基因病。

科学家们还证实:癌症的发生不是单个基因突变的结果,而是一个长期的、分阶段的、多基因突变积累的过程。经过漫长的、多阶段的演变过程,最后发生恶性转化并获得浸润和转移的能力,形成癌症。

这些"叛匪"凶残无比,它们虽来自正常细胞,但却失去了正常细胞的形态与功能;它们的增殖失控,几乎是无止境地不停生长,形态功能均恢复到类似胚胎时期的细胞;它们大量掠夺人体的养分,供自己疯长;它们破坏周围正常组织器官的结构和功能;它们产生有害物质,毒害机体;它们通过各种渠道转移到身体各个部位,继续肆意破坏,最终导致机体死亡。

(2)让"叛匪"改邪归正

手术、放疗和化疗难以从根本上解决癌的根治问题。那么,面对癌症,患者是不是只能束手待毙?当然不,问题的关键在于研究癌症的治疗时,"斩尽杀绝"癌细胞的路子行不通,就要另辟蹊径,从传统的、单一的"杀癌"模式中解放出来。

既然正常细胞可以恶变为癌细胞,那么,是否可以设法将"叛变"成癌的细胞加以改造,使它弃恶从善、改邪归正,重新逆转为一个正常的细胞以达到根治癌症的目的呢?这就是我们的科学家在研究癌症根治问题时提出的一个新构思。

在以往的癌症研究中已发现,癌肿形成后并非一成不变。有些癌症,如绒毛膜癌、神经母细胞瘤、恶性黑色素瘤、恶性淋巴瘤等,都有过癌肿"自然消退"的现象,即癌肿未经任何治疗而自然消失。尽管"自然消退"发生的概率仅有十万分之一,但它却给了科学家们一个重要的启示:在一定的条件下,癌细胞逆转为正常细胞是完全有可能的。如果能做到使不同种类的癌细胞都能逆转为正常细胞,那么,人类就可以彻底解决癌症的根治问题了。

误区 4. 得了肿瘤就是得了癌

并非所有的肿瘤都是癌,因为肿瘤有良性和恶性之分。只是为了使用上的方便,或者是为了不给患者以心理上的刺激,人们习惯以肿瘤来代替癌症的称谓。

肿瘤是一种细胞异常增生而形成的新生物。换句话说,肿瘤细胞在结构和功能上与正常细胞不同,它们具有超过正常的增生能力,形成多余的组织。这种多余组织不是人体生存和维持生命所必需的,而且常常会对人体产生各种危害。

医学家根据肿瘤对人体的危害程度将其分成两大类:良性肿瘤和癌症。良性肿瘤细胞分化成熟、生长慢、不转移。癌症细胞分化不成熟、生长快、易转移。

癌症是一组疾病,其病变的最基本单位是癌细胞,癌细胞的特征有二点。

(1)癌细胞都丧失了原有的功能和形态特征,细胞的大小、形态很不一致,奇形怪状,五花八门。

(2)癌细胞本身无休止、无秩序的分裂和繁殖,过度增生,形成肿块。它的增生既不在机体的控制之下进行,又不按机体的需要进行,机体对它无能为力,它还消耗机体的营养,产生有害物质。

(3)癌细胞还具有向周围组织侵袭和向远处组织转移的能力,并可在这些脏器继续生长繁殖。癌细胞的生长与播散如果得不到控制,破坏机体的重要脏器的功能,可引起脏器衰竭,最后导致死亡。

总之,肿瘤与癌症是不同的概念,后者是所有癌症的俗称。通常所讲的癌症是指所有的恶性肿瘤,包括癌与肉瘤等。癌症分很多种,其中来源于上皮组织的统称为癌,上皮组织覆盖于身体表面和中空器官,如皮肤和胃、食管、肠、子宫、气管、支气管等的内表面都属于上皮组织;来源于结缔组织(包括软骨、骨、固有结缔组织、血液和淋巴四大类)和肌肉组织的肿瘤称为肉瘤;来源于神经组织和未成熟组织的肿瘤称为母细胞瘤。

癌症是当前严重影响人类健康、威胁人类生命的主要疾病之一。癌症、心脑血管疾病和意外事故一起,构成了当今世界所有国家的三大主要死亡原因。因此,世界卫生组织和各国政府卫生部门都把攻克癌症列为一项主要任务来抓。

误区 5. 癌前病变就是癌症

癌前病变,顾名思义,就是有可能发展为癌症的病变。世界卫生组织规定发展成为恶性可能性超过 20% 的各种病变属癌前病变。确切的癌前病变,就是非典型增生,无论任何器官、任何病变,达到非典型增生才可列为癌前病变。非典型增生是癌变过程中必经的一个阶段,癌症的发生过程是一谱带式的连续过程(即正常→增生→不典型增生→原位癌→浸润癌)。这一阶段在某些因素持续作用下,可以由量变到质变,转化成为癌症;而在另外一种情况下,则是可逆的、可恢复。下面介绍几种常见的癌前病变。

(1)黏膜白斑是一种最常见的癌前病变,一般在唇、舌、子宫颈、外阴部都会发生。最初多半是白色烟雾样的光滑软斑,用手去摸时没有什么感觉;以后发展成为突出黏膜表面的白色或灰色斑点,摸一摸有粗糙感;最后表面发生溃疡,基底部变厚、变硬,这就是恶性病变的征兆。应当密切观察,并要及早治疗。

(2)经久不愈的溃疡、疤痕和瘘管,特别是小腿上的慢性溃疡,外伤性和化学损伤性的溃疡,大面积烧伤、烫伤和冻伤后的疤痕,长期存在的骨髓炎和结核性瘘管等,都有癌变的可能。因此,患有慢性溃疡的人,一方面应做彻底的治疗,另一方面也应当到医院检查。

（3）子宫颈、直肠、结肠和胃的息肉，也是常见的癌前病变。息肉常可引起出血，对人的健康也有影响，所以应当及早治疗。

（4）子宫颈糜烂、外翻也都是癌前病变。据资料表明，积极治疗子宫颈糜烂，是预防子宫癌的关键措施。

（5）慢性营养不良性皮炎、角化症、疣、色素痣、乳头状瘤等有时也会恶变，尤其在易受摩擦的部位，应当特别注意，必须及早治疗或切除。

（6）乳腺的囊腺病、乳头状瘤、纤维瘤有时也被列为癌前病变，特别是家族中有乳腺癌患者的，应及早检查治疗。

（7）胃癌不少是在胃溃疡（不是十二指肠溃疡，十二指肠溃疡极少恶变）的基础上恶变的，也有人是在萎缩性和肥大性胃炎的基础上发生的，这些都应当注意。

（8）在隐睾（睾丸在腹腔里）或睾丸下降不全的基础上容易发生睾丸癌症。因此，最好及早施行手术。

（9）许多部位如食管黏膜和皮肤的不典型增生，有过渡到癌的可能，有这些病变的人应定期复查。

（10）一些慢性疾病也会发生癌变，如乙型肝炎也会诱发肝癌。

有的人听说自己的病为癌前病变时非常恐惧，认为自己患了癌症。目前可以明确地说，癌前病变并不是癌，也不是癌的初期。它们与癌有质的区别，任何癌前病变都查不出癌细胞。因此，不应将癌前病变与癌等同起来，也不应将癌前病变当成癌信号。

癌细胞

癌细胞是指生长失去控制，具有恶性增殖、扩散和转移能力的细胞。癌细胞的本质是一种变异的细胞，是产生癌症的病源。

误区 6. 肥胖的人不容易得癌症

许多人都知道肥胖会引起"三高"(高血糖、高血压、高血脂)的问题,过度肥胖会增加患上糖尿病、心脏病、高血压等的风险,更多的人却不知道肥胖与癌症也有很密切的关系。

身体若有过多的脂肪会影响激素分泌,对女性而言,会使女性罹患子宫颈癌、卵巢癌、乳腺癌的风险增加;对男性而言,也会增加男性患上大肠直肠癌、前列腺癌的概率。肥胖的人不幸患癌后的死亡率也很高。美国一项长期追踪 90 多万名成人健康的研究发现,身体质量指数(BMI)与癌症死亡率有显著的正相关。不论男性或女性,肥胖男性的 BMI 越高,胃癌、前列腺癌的死亡率就越高;女性的 BMI 越高,乳癌、子宫体癌、子宫颈癌与卵巢癌的死亡率就越高。肥胖的人比较容易患癌,且患病前身体越健康的人,患癌的死亡率越高。

误区 7. 癌症＝身体消瘦

平时特别爱吃大鱼大肉,体重 110 千克,身高 1.7 米的一位患者自认为体质很好,从来都没有想过自己有一天竟然患上直肠癌。

一般来说,癌症的患者通常是在病程的晚期才会表现出消瘦和食欲不振等症状。近两年来,临床上已经遇到多例身体肥胖的患者患上直肠癌的例子,因为直肠癌的发病原因与肥胖有一定关系,而上述患者平时爱吃大鱼大肉等高脂肪食物,这也是罹患直肠癌的诱因之一。

另外,早期直肠癌并无明显症状,最好定期做健康检查。特别是患过肠息肉、有家族癌症史、盆腔放疗史和慢性腹泻者,更应定期做肠镜检查。而如果出现原因不明的血便和排便习惯改变时,应尽快到医院找专科医生及时诊治。

误区8. 突然变瘦不一定是早期癌症的信号

在癌症早期,突然消瘦是一个非常重要的癌症信号。癌症是一种慢性消耗性疾病,癌症细胞在生长过程中所需的能量和营养物质要远远多于机体正常组织。而且,随着癌细胞的长大,这种消耗也会逐日增加。同时,癌症往往合并有出血、发热等症状,癌症产生的毒性物质,也会影响患者食欲,使机体摄入的营养明显不足,致使患者严重消瘦。

然而,并不是只有癌症才会让人迅速变瘦。一般来说,如果在短期内没有人为原因,突然消瘦;或者在一个月内,体重下降了10千克以上,即使没有感到身体异样,也要及时就医。特别是中老年人要注意,一旦突然变瘦最好先排除一下癌症。此外,其他疾病导致的消瘦还会伴随一些其他的症状。比如糖尿病患者饿久了会出现头晕、心慌等低血糖症状;甲亢患者会伴有脖子粗大或出现心慌、失眠等;肝硬化患者则会伴有乏力、腹泻等。如果有肠息肉和胃肠道的一些症状,可先做血液检查,如查癌胚抗原等,然后再拍胸片,排除肺部癌症的可能。

误区9. 只有老年人才容易患癌症

随着很多肿瘤不断"年轻化",肿瘤筛查已不单是老人的专利。同时,有些肿瘤也不是越老越要查。由于老年人前列腺癌的进展非常缓慢,即使得病,大多也不会因此危及生命,因此,75岁后没有必要再进行每年一次的前列腺癌筛查。任何年龄的人都可能患癌症,只是随着人年龄增长患癌的概率在逐渐增大。一般40岁以上最容易患癌,这可能与以下因素有关。

(1)发生癌症之前存在一个时间较长的潜伏期。致癌因素作用于人体后,并不是马上就会发病,往往要经过15～30年的"致癌潜伏期",一般为20年。所以说,如果在20～30岁经常接触致癌物,到40～50岁以后就有可能发病。

(2)随着年龄的增长,机体的免疫功能减弱,因而对病变的免疫监视作用自40岁起逐渐降低。免疫功能的减弱,又有利于肿瘤的发生和发展。

(3)年龄越大,接触致癌因素的机会也越多,而致癌因素对机体带来的影响也会越来越大,如吸烟的人,吸烟的年限越长,患癌的可能性也就越大。

(4)老年人的肺癌、胃癌、前列腺癌、大肠癌、子宫颈癌等,很多是源于老年人本身早已存在的各种慢性炎症,如慢性气管炎、胃炎和溃疡病、前列腺炎、肠炎、子宫颈炎等。

虽然老年人的组织衰退是不可逆的,但我们可以通过一些手段尽量避免癌症的侵袭。如积极锻炼身体,养成良好的卫生习惯,注意饮食营养平衡,积极防治各种慢性疾病,做好保健工作,定期体检,争取早发现、早治疗。

误区10. 癌症与性格无关

英国伦敦大学的一些学者经过20多年的研究,发现人的性格可以分为4类,而且性格与疾病有如下一些关系。

A型性格:依赖性大,忧虑时易产生绝望感和无力感,属于易患癌症类型。

B型性格:依赖性小,忧虑时易生气和激动,属于易患缺血性心脏病类型。

C型性格:具有A、B型的两面性,属性格障碍性类型。

D型性格:有自律性,应激能力好,属正常类型。

上述被研究者的疾病死因,也明显符合这样的规律。因此,有人把 A 型性格称为"癌症性格"、"肿瘤人格",还有人称其为"C 型行为"。

那么,癌症性格的具体表现是怎样的呢?

一般表现为性格内向,表面上逆来顺受、毫无怨言,内心却怒气冲天、痛苦挣扎,有精神创伤史,情绪抑郁,好生闷气,生气时又不对外人宣泄;极小的生活事件便可引起焦虑不安,心情总处于紧张状态;表面上处处牺牲自己,为别人打算,但心中其实又有所不甘;遇到困难,事前并不斗争,但到了最后又要做困兽之斗;经常抑制烦恼、绝望、悲观的情绪;害怕竞争,逃避现实,企图以姑息的方法来达到虚假和谐的心理平衡。癌症性格的人,经常产生"压抑"及"否认"两种心理活动。压抑是封闭情感的活动,不对外宣泄而否认痛苦的经历、思想、情感的存在。

美国的一位学者,经过 20 年的长期观察,结果发现癌症患者大部分都有父母失和或青少年时代曾有感情创伤的经历,因而郁郁寡欢、逃避人际关系等因素。还有人观察到,心理忧郁组癌症的发生率、死亡率高,具有癌症性格的人癌症发生率比普通人群高 3 倍。

以上这些说法,叫供我们参考。且事实也证明,经常保持心境平和与爽朗,是预防癌症的重要方法之一。

误区 11. 癌症都会遗传,得癌"命中注定"

癌症的病因目前尚未完全查明,但是可以肯定,癌症的发生不能完全归因于基因,它是以环境因素(外因)为主,与癌相关基因(内因)共同作用的结果。世界卫生组织的统计数据表明,许多癌症的发病率和死亡率有明显的年度变化。例如,每 20~30 年,肺癌死亡率要增加 1 倍,胃癌则减少 50%;白血病、膀胱癌、前列腺癌、胰腺癌、卵巢癌的死亡率逐年升高,而宫颈癌、食管癌等则逐年降低。这只能用环境和生活方式的改变来解释,因为人类遗传的稳定性不可能在这样短的时间内有如此大的改变。

许多人都知道,大肠癌与遗传有关,但并不是所有的大肠癌都与遗传有关的。其中由家族性大肠息肉转变而来的大肠癌与遗传有关,因家族性大肠息肉症是可以遗传的,而且家族性大肠息肉容易转变成癌。

目前的研究表明,多数癌症都不是某一种因素单独作用的结果。遗传因素,内分泌因素,环境中的化学因素(如某些致癌物质或某些药物)、物理因素(如紫外线)、生物因素(如病毒感染)等,都与癌症发病有关。因此,家里有癌症患者的,并不意味着你也一定会患癌症,只要注意综合预防,避免各种危险因素,同时定期检查身体,就可以降低患癌症的风险。

真正属于遗传的癌症是很少的。正确的说法是,遗传的不是癌,而是对致癌因素的易感性。比如父亲是患肺癌去世的,儿子便会对烟雾里的致癌因素易感,因为父亲把它遗传给了儿子,但如果儿子接触烟雾的机会少,那儿子得肺癌的概率就低。

误区 12. 癌症会传染

癌症会不会传染?家里有人得了癌症后,其他人得癌症的概率有多大?一位女子的母亲因患乳腺癌不幸去世,听说乳腺癌会"传染",她非常担心自己也会得上乳腺癌。

从传染概念上讲,传染是某种疾病从一个人身上,通过某种途径传播到另一个人身上。因此,传染必须具备三个基本要素,传染源、传播途径、易感人群,三者缺一不可。

临床专家做过这样的试验,把一个癌细胞种植到另一个人身上,癌细胞很快死亡。大量统计资料表明,长期与癌症患者接触的肿瘤医院里的医生和护士,他们发生癌症的比例并不比一般人高。动物实验也表明,将患癌症的动物和健康动物长期关在一起饲养,经过反复观察和检查,没有发现癌症的传染迹象。而且,世界卫生组织从未把癌症患者像传染患者那样采取各种隔离措施进行管理。

癌症原则上说不传染,但它在发生发展过程中可能与传染疾病有关。比如,乙型肝炎本身有传染性,在我国,它是肝癌的重要原因,很多肝癌患者前期都有乙型肝炎。因此,只能说有些肿瘤是由传染病而导致的,肿瘤直接传染的情况不存在。

因此,如果你的亲人、朋友得了癌症,不要担心被传染的问题,而是应该多与患者在一起,让他们感到温暖,这样才能有利于病情的早日好转。

误区 13. 存在"家族癌"的提法

是否存在"高癌家族"的问题,在医学界一直是有争论的。但可以肯定的是,癌症是不传染的,也是不遗传的。也就是说,即使家族中出现了多个癌症患者,家族里的其他人也并不一定肯定会得癌症。

在实际生活中,如果在癌症高发地区有明确的超量致癌物质,就可能会造成某种癌症在一些家族的高发病率现象,像乳腺癌、结肠癌、肺癌、视网膜母细胞瘤、白血病等就容易在一些家族里出现高发病率。在致癌的因素中,起主要作用的是不良的生活习惯和环境因素。即使与癌症患者有血缘关系,只要注意防范,做好自我保健,改变不良的生活习惯和行为,也可将癌症拒之门外。

误区 14. 对特殊检查持猜疑、恐惧等负面心理

在特殊检查中,由于各种仪器直接接触患者的躯体,而患者对此又很陌生,从而会产生一些负面心理表现。这些负面心理表现是由于不正确的认识而产生的。有的患者担心 X 线会大量杀伤白细胞;有的患者听到别人讲或看到用很长的管子插到咽喉里去,想象做胃

镜检查一定会十分痛苦甚至损伤内脏;有的认为做肾图检查和放射性同位素扫描能使人得放射病;有的认为腰穿或脑血流图会引起截瘫。也有的患者干脆拒绝特殊检查,这多见于癌症早期,他们往往对早期诊断的意义不够清楚,认为若检查出是癌也没有好的治疗方法,或不相信自己可能患癌症。这些患者往往忧心忡忡、疑虑重重、吃不好、睡不安,检查时也难以配合医生。此类表现,一般来说知识分子和干部较普通工人、农民为多。

误区 15. 一旦发现癌症,就对患者保密

医生不告诉患者真实病情曾被认为是对患者的保护性措施,但这样做的后果是患者不知道自己的病情,就不会积极配合治疗,特别是会贻误最佳手术时机,很难取得最佳效果。而一些患者家属因担心患者知道病情后思想情绪受到打击,不敢让患者去肿瘤专科治疗,手术后也不愿进行术后放、化疗,待肿瘤复发转移再行治疗,已回天乏术,后悔晚矣。

其实,当患者被确诊为癌症时,暂时隐瞒病情是必要的,但保密的方法要得当,不带患者接受治疗是不恰当的。癌症不同于其他疾病,首次诊治的正确与否对其后的治疗方案有决定性的作用。另外,这种"好心"的后果有时还会适得其反。因为患者在接触到抗癌药物时,一定会猜疑,会心神不定,处于恐惧和忧郁之中。一旦了解到自己确实患的是癌症,很可能一下子信心顿失,甚至精神崩溃。相反,将病情如实告诉患者,家属、亲友和医生一起共同做其思想工作,鼓励其增强与癌症斗争的信心和勇气,使其稳定情绪,主动配合治疗,那么治疗的效果一定会比瞒着患者理想。

误区 16. "谈癌色变"

癌症,是老百姓日常生活闻之动容的"猛虎",有"谈癌色变"之

说。之所以色变,是因为癌症早期很难发现,一旦发现多是中、晚期,也就说,一旦诊断为癌症就意味着死神的最后通牒。

现在由于惧怕癌症而躲避检查和治疗,致使病情拖延到晚期的患者大有人在,有很多人特别惧怕走进肿瘤医院,害怕被查出癌症,实际上没病预防、有病早治要比发现癌症已是晚期、回天乏力要好得多。其实癌症并没有那么可怕,世界卫生组织早已提出,如果能够科学有效地预防和治疗,有 1/3 的癌症是可以避免的,1/3 的癌症是可以早期发现和治愈的,另外 1/3 的癌症患者经治疗是可以减轻痛苦、延长生命的。

癌症的发生是机体的内在因素(包括遗传易感性、免疫能力、内分泌情况、心理状态和情绪等)与外源的暴露因素(包括饮食习惯、营养状态、工作和生活环境、生活方式以及某些疾病的影响等)长期相互作用的结果。由于人类绝大多数癌症(约有 3/4)可能是与吸烟、饮食、感染、职业和环境等因素有关,而这些因素是可以避免或改变的,因此癌症是可以预防。例如,有 $35\%\sim50\%$ 的癌症是由于饮食不当引起的,如果我们不吃被真菌污染的食物,不吃或少吃含亚硝胺、3,4-苯并芘等致癌物过多的腌制、烟熏、火烤及油炸的食品,控制脂肪的摄入,就可能使许多消化道癌症(食管癌、胃癌、结直肠癌等)的发病率降下来。此外,肝癌的发病与传染性慢性肝炎及摄入黄曲霉毒素等原因有关,如能防止粮食霉变,并防止传染性乙型和丙型肝炎的发生,便能减少肝癌的发病与死亡。另外,约有 30% 的癌症是由吸烟、嗜酒引起的,如能把居民的吸烟率降下来,就可能把肺癌、喉癌、口腔癌的发病率降下来。总之,减少或消除使癌症发生的危险因素,防止致癌过程的启动或促进,是可以防止癌症发生的。

误区 17. 癌症是绝症

人们往往谈癌色变,把癌症视为绝症,甚至还有"治好不是癌,是癌治不好"的说法。也有人认为,癌症至今未被攻破,即使有好医院、好医生也难以治愈,便放弃治疗。之所以会产生这些不正确的看法,其根源在于社会大众对癌症的认知不够全面。

(1)人体许多部位都可发生癌症,不同部位的癌症,疗效和预后是不一样的。如乳腺癌、甲状腺癌治疗后的五年生存率很高,有的甲状腺癌患者甚至可以长期带瘤生存。

(2)同一部位的癌症分期不同,疗效和预后也不同。如早期胃癌、早期小肝癌的临床治愈率明显高于晚期癌症,可以长期存活。

(3)同一癌症不同的病理类型,预后也不一样。如甲状腺癌中的乳头状癌较未分化癌的预后好,生存率高。

因此,人们不能简单地认为癌症即是绝症,患癌症后要正确地面对,采取科学正规的治疗。癌症并非绝对不能治疗,至少可以减轻病痛或延长生命。群体抗癌模式,就是对患者进行心理调节行为矫治,让患者参与自救互帮,使患者的 5 年生存率从以往的 33% 提高到现在的 48%。

误区 18. 癌症是"不治之症"

许多患者确诊后,立刻丧失了治疗信心和生活勇气,认为手术是"白挨刀",化疗是"白花钱",放疗是"白遭罪"。这一错误认识的存在由来已久,并且在一定程度上成为影响癌症综合治疗水平的一个瓶颈。很多患者也正是在这一错误认识引导下而误入歧途的。其实癌症并非不治之症,随着癌症综合治疗水平的提高,患者存活几年、十几年或更长已不少见,并且生活质量也显著改善。目前,至少有 13 种癌症在早期经过手术、放疗、化疗等正规治疗是可以治愈的,还有 10 种左右的癌症经治疗后是可以延长生存期的无瘤生存期的。

原位癌和早期癌是可以治愈的。随着化疗药物及靶向药物的不断研制,对急性早幼粒细胞 M_3 型白血病、低度恶性淋巴瘤、男女生殖细胞癌症、绒毛膜癌即使发现较晚,都可接近于治愈。对卵巢癌、乳腺癌、小细胞肺癌等也会明显延长其生存期。而且科学技术的日新月异,促使治疗手段日益完善,放疗器械不断更新,化疗和免疫治疗药层出不穷,外加中医中药这支抗癌生力军,都能帮助癌症患者增强免疫功能,提高生活质量,延长寿命,回归社会,与正常人一样工作。

误区 19. 癌症等于死亡

有很多癌症患者治疗的最大障碍就是不肯也不敢面对现实。患者不敢承认的主要原因是对癌症的恐惧心理,而导致恐惧的最直接原因就是无知,是对癌症的不了解。世界卫生组织早就将癌症定义为一种可防、可治的慢性病,然而,许多人依然将癌症与死亡划成等号。

现在,癌症已经从不治之症成为可治之症,人们也已经意识到癌症是一种慢性病,但癌症与其他的普通慢性病是不同的,随着医疗水平的不断提高和治癌手段的突破,现在多数肿瘤都是可以治疗的。癌症的治疗是有着十分严格的专业分工的。专家提醒患者,一定要到正规医院的专业科室就诊和治疗。

研究发现,癌症患者的预后与三大因素密切相关。一是肿瘤的恶性程度,二是发现时癌症的分期,三是患者的心理素质。极度恐慌会导致内分泌失调、免疫系统崩溃,从而使得病魔的势力迅速扩大。很多患者不懂医学知识,得了癌症很恐惧,有的医生缺少策略又不会安慰患者,便直接告诉患者得了癌症,只能活几个月了,想吃什么就吃什么吧。患者听了自然会有心理障碍,心理障碍没有解除,就开始吃药打针,必定达不到最佳效果。

患者如积极面对,树立必胜的信心,就能将体内蕴藏的强于平时10倍的抗癌能量挖掘出来,对癌症的治疗将大有裨益。

误区 20. 癌症患者的心理错觉

(1)生癌倒霉论:有人认为"运气不好得了癌症"、"生癌晦气"、"生癌倒霉"。这是不科学的。从大量的流行病学调查看,除了基因外,患癌 80% 与环境污染和不良生活习惯有关。患癌后消除种种奇谈怪论,通过心理调节走出低谷,树立抗击癌魔的信心和勇气,积极与医生配合,进行综合治疗。

(2)生癌必死论:一位患者 30 年前被诊断为"鼻底部低分化鳞癌",当时一些人都认为他得了"绝症"、"不治之症"。可 30 多年过去了他依然健康地活着。

(3)生癌报应论:社会上还有一种谬论,"看你有没有做什么伤天害理的事,得此恶病,莫非你的祖宗做了什么缺德的事,祸延子孙。"更是一种无稽之谈。

癌症是机体在多种内在和外在致癌因素作用下,引起细胞异常增生而形成的,也就是说是由正常细胞转变而来。不管什么"好人"、"坏人",谁接触,谁犯病,根本与本人或祖宗的道德无关,根本不存在报应问题。

(4)迟死不如早死论:在癌症患者中间流传着"人生自古谁无死,迟死不如早死好"的论调。这是一道十分危险的选择题,误导的结果,往往会使有些人走上自杀的道路。但有些人选择了康复之路,他们有的参加了癌症康复组织,坚强地选择科学康复之路,乐观人生,回归社会再做奉献;有的人甚至几次扩散,几次手术,至今 10 年、20 年顽强地活着;有的人癌灶不能手术,医生采用"姑息疗法",几年来他们在拼搏中带癌生存,笑傲癌魔。

(5)手术扩散论:外科手术是当前治疗癌症的主要手段之一,手术会不会造成血源扩散呢?临床实践证明,因手术造成的癌细胞扩散极为少见,而且目前推广无瘤手术及配合手术时化疗药物冲洗,扩散的机会极小,大可不必为此担心。

(6)化疗伤身论:有些患者害怕化疗带来的副作用,殊不知化疗是当前癌症治疗的主要手段。对于化疗后的副作用,目前可用药物控制。

(7)绝望宿命论:人们常说的"癌症是不治之症",容易给患者心理造成恐惧、悲伤、失望等情绪,这对患者的治疗和预后也会有不利影响。因此,医护人员及患者的亲朋好友要对患者耐心开导,促使其积极配合治疗,树立战胜病魔的信心,成为战胜癌症的强者。

误区 21. 信心不足成遗恨

怕病痛、渴望健康是人本能的心态,任何人在患病后都会产生相应的心理变化,特别是癌症患者,一是由于人们不了解癌症,不了解医学的发展水平,二是听多了"癌症是绝症"的说法,因此一旦知道自己被确诊为癌症后,许多患者便认为"一切都完了"而万念俱灰,坐等死神的降临,从而造成终生遗恨。

其实,人类医学发展到今天,癌症虽然仍是难治之症,但决非"不治之症",而面对癌症时所持的态度,对患者能否康复起着至关重要的作用。一般而言,多数患者在接到诊断书后,都要经历一个心理失衡过程,都要出现紧张、焦急、不安、恐惧等心理,但之后接踵而来的大致有三种心态。

第一种人心理素质极差,认为既然得了不治之症,再治下去也是花钱买罪受,人财两空,因此连尝试治疗的勇气都没有,于是选择了一条不归路,不负责任地结束生命。自己赔了性命不说,还把无限的痛苦留给亲人。第二种人是由否认、疑惑到无奈地接受,但容易产生一种严重的心理障碍,陷入消极低沉、萎靡不振的状态中不能自拔,被动地接受治疗。这不但不利于治疗和康复,还会促使病情恶化,使医护人员的努力达不到应有的效果。第三种人是最明智的,他们能很快从不良心态中调整出来,随着他人的安慰、支持和鼓励,自己与疾病作斗争的信心和决心不断加强,积极地配合治疗,其间还查阅大量有关康复资料,由单一、被动的治疗转变为综合、主动的治疗,了解各种治疗手段的利弊,自己决定采取什么措施,信心十足,从而能逐渐获得康复。

积极的心态是克癌的良方,信心不足会造成终身的遗恨。当面对不幸时,患者应有意识地进行自我心理调整,要相信,癌症是可以治愈的。

误区 22. 得了癌症就是拖累别人

有些癌症患者在确诊后,便不愿接触社会,深居简出。他们怕见同事、熟人,怕人询问,怕听人议论自己,敏感多疑,行为孤僻。还有的癌症患者认为,即使自己能活下去,也只会拖累别人。

因此,癌症患者应主动参与集体和社会活动,增加与他人交往的机会。在我国的一些城市,癌症患者已自发组织起来,彼此交流抗癌的经验,且许多患者已从中受益。得了癌症不等于就成了"废人",每个人都有自己的人生地位和存在价值,作为癌症患者,更要以自己的精神、毅力等人格力量激励家人,为家人和朋友点亮一盏"信心之灯"。

误区 23. 癌症会永远相伴

很多患者从得知患癌的第一天起就认为癌症会永远相伴,即使是一些已经治好了的患者,在治愈后仍自称"我是癌症患者"。其实治疗癌症讲 5 年、10 年生存率,许多生存 5 年、10 年的患者事实上就是治愈了。当然,这些患者还需注意防癌,避免复发。

癌症预防误区 ●

误区 24. 癌症病因不明,自然不能防治

癌症的发病原因,目前仍在深入研究之中。很多人认为,既然癌症的病因现在还没有搞清,那么就无法有针对性地进行预防。虽然目前癌症的真面目还未被识破,但经科学家的努力,已有不少相关因素被揭示,特别是生活环境、生活习惯与癌症的渊源已有比较明确的结论。美国癌症权威研究机构的报告指出,不良饮食习惯占致癌因素的35%,吸烟占致癌因素的30%,两者加起来就占65%。由于癌症和人们的环境密切相关,因此医学界也把癌症称为"生活方式病"。也就是说,只要主观努力消除影响因素,提高生活质量,重视可控环节的防范,至少有80%~90%的癌症是可以预防的。研究发现,如果保持良好的生活习惯,癌症发生概率将降低1/3以上。

误区 25. 没有办法能预防癌症

现代医学证明,肝癌、肺癌、胃癌和食道癌等62种癌症,要对其基本治愈几乎全靠及早发现、诊断和手术。以肺癌为例,一年以上做一次检查的,如发现后能够治愈的仅为21%;每年检查一次者,治愈率为44%;如果每年检查两次,患者的治愈率可高达99%。因此,早期发现、早期诊断,对癌症的治疗很关键。

癌症预防的五大方法:

(1)饮食宜清淡。在保持以谷类为主的膳食结构的同时,逐步增加豆类、豆制品和蛋、奶、禽、鱼类的摄入比例。茶叶有抑制细胞突变与癌变的作用,且有抑制癌细胞的生长和扩散的作用,长期饮茶能降低食管癌、胃癌、肠癌等消化道肿瘤的发病率。

(2)加强锻炼。我们要保持强健的体魄,增强抗肿瘤能力。加强体育锻炼,如太极拳、登山、导引吐纳、散步、游泳、八段锦、气功等。

(3)心态平和。一个良好的精神状态是预防肿瘤的关键,早在《黄帝内经》中就有对调神摄生的论述,至今发人深省:"恬淡虚无,真气从之,精神内守,病安从来?是以志闲而少欲,心安而不惧,形劳而不倦,气从以顺,各从其欲,皆得其愿。"只有保持恬淡虚无、清心寡欲、乐观向上的心态,处理好各方面的压力,心态平和,才能精神内守、体质强健,才能有效地防治肿瘤。

(4)戒烟限酒。随着吸烟、酗酒人数的减少,美国、加拿大肿瘤发生率和死亡率已经不再升高,而且有的常见肿瘤(如肺癌、胃癌、大肠癌)有一定下降。但我国烟民已超过 3 亿,肿瘤发病率仍处于上升阶段。

(5)定期进行健康检查,积极治疗癌前病变。目前被列为癌前病变的有骨髓增生异常综合征、乳腺增生、萎缩性胃炎、胃溃疡、家族性多发性大肠息肉、口腔白斑、子宫糜烂、肠上皮化生、乙型肝炎、某些部位长期不愈合的破溃和瘢痕等。

误区 26. 癌症不能早期预防

癌症防治提倡"三早":早期发现、早期诊断、早期治疗。早期癌症的症状不明显,主要是靠专业普查发现;一旦有症状,大部分是中、晚期了。所以,防癌体检是发现早期癌症行之有效的手段。防癌体检和健康体检不同,并非每个人都会患癌症,但建议人们应该每年最少做一次防癌体检。如果有肿瘤家族史的人,在国外是建议每年查四次,在我国提倡每年最好查两次。据专家建议,45 岁以上的人群每年至少做一次防癌体检。尽管目前大多数用工单位都会给员工做每年一次的常规体检,但检查项目主要是肝、肾功能,而对肿瘤标记物并不是重点检查项目。因此,有的患者未能发现早期肿瘤是体检项目设定不全面的原因,因而易出现早期肿瘤被误诊或漏诊。专家提醒人们注意,需做防癌体检的主要有三种人群:一是直系亲属中有人患癌的;二是年龄在45岁以上的;三是发现有癌症高危因素的。

另外,如能做到"一看、二摸、三检查",必有裨益。

一看:①看咳出的痰是否沾有鲜红的血丝或血块,以发现肺癌。肺癌是现在最常见的癌症,在我国许多大、中城市中已是第一位的癌症,而且还有不断上升的趋势。②看大便形状有无改变,变细或出现凹槽,是否带黏液或血液,以便发现大肠癌。近年来由于饮食习惯的改变,大肠癌的发生率成倍地增加,应引起高度警惕,不要盲目地认为是痔疮而延误诊断。③看小便是否呈血色,以发现肾癌和膀胱癌。④看两侧乳房是否对称,乳房皮肤有无橘皮样变化,乳头有无血性分泌物,以发现乳腺癌。乳腺癌的发病近年来上升十分迅速,在我国不少大城市中已居女性癌症首位。⑤看体表的黑痣或色素斑近期是否突然增大或经常出血,以发现黑色素瘤。⑥看阴道有无异常分泌物或不是正常月经的出血,以发现宫颈癌。

二摸:是指抚摸全身有无异常肿块,特别要注意头颈部、腋下、腹部等部位。对妇女来说,尤其要注意乳房的异常肿块,每个成年妇女都应学会乳房的自我检查方法。乳房自我检查最佳时间是月经来潮后一周,此时乳房较为柔软或松弛,便于检查。绝经后妇女应在每月的月初,便于记忆。男性可检查睾丸有无逐渐增大的无痛性肿块,以便及时发现睾丸癌。

三检查:是指有些隐藏于身体深部的癌症,往往单靠自己"一看"、"二摸"还不能发现早期癌症,如肝癌若处于小癌肿阶段,往往既看不见也摸不着,那就应根据过去的肝病史(特别是乙型肝炎和丙型肝炎)、年龄、家族肝癌史等危险因素,每半年去医院做一次甲胎蛋白和B超检查,以便早期发现肝癌。若肝癌尚处于小肝癌阶段,手术切除后 5 年生存率可达 70％以上。又如常见的胃癌，如患有胃溃疡、萎缩性胃炎等的患者，而又有不明原因的贫血，反复出现黑色粪便（柏油样大便），原有胃痛规律、性质改变者等，都应去医院做胃镜检查。

如果大家持之以恒地做到"一看、二摸、三检查"，一定会对早期发现癌症大有帮助。当然，癌症的最后确诊还需经医院多方面的检查才能确定或排除，只有医生和个人共同努力，方能提高癌症的早期发现率。

误区 27. 重治轻防，缺乏防患意识

"肿瘤防治，预防先行"应该是当前肿瘤防治的重中之重。根据人口总趋势、老年人群数量增多和环境恶化因素预测，如不加以控制，今后 20 年中，我国癌症死亡人数将翻一番，癌症位居国人各类死因首位。特别是广大农村癌症的发病率越来越高，因病致贫、因病返贫的现象相当突出。现在的主要问题是，大家普遍缺乏癌症的预防意识。因此，我们应始终保持一个积极向上的乐观心态，学会自我减轻精神压力；保持一个良好的生活习惯，不吸烟，不酗酒，不吃发霉变质的食物，多吃青菜、菌类、豆制品等食物；注意劳逸结合，适当锻炼身体；定期检查身体，防止癌前病变。同时，也要注意避免物理性致癌因素，如过热食物、机械、紫外线、放射性物质等长期刺激，从而做到早检查、早预防、早治疗。

误区 28. 饮食不能防癌

营养和肿瘤医学专家研究认为，科学饮食可防癌，具体如下。

（1）吃"苦"：美国科学家认为，苦瓜、野菜等苦味食品是维生素 B_{12} 的重要来源。维生素 B_{12} 主要成分中的氰化物对正常细胞无破坏

22

作用,但对癌细胞有强大的杀伤力,并能抑制癌细胞中的细胞色素化酶,使之发生代谢障碍而"自杀"死亡。

(2)吃"酸":酸味水果富含维生素 C,有抗癌作用。酸奶和酸菜中的乳酸菌能把糖分解为乳酸,抑制大肠内腐败菌类的繁殖,减少毒素的产生,并能吞噬致癌物质,有效地防止结肠癌、直肠癌等。

(3)吃"素":常吃粗粮、大豆、薯类及新鲜蔬菜和水果等含纤维素多的食物,尽可能少吃肉类。因纤维素可刺激肠蠕动,加速有毒、有害及致癌物质的排泄,有一定的防癌作用。

(4)吃"生":科学家分析表明,生的新鲜蔬菜,特别是十字花科的蔬菜里含有醌和酚。醌可冲淡致癌物质并加速其排出体外,酚可阻止癌细胞的代谢。除此以外,β-胡萝卜素会使患癌的机会减少 1/3。

(5)吃"淡":肿瘤流行病学专家调查表明,胃癌本来死亡率很低,但假使每天吃 10～15 克食盐,死亡率便会增高。原因是食盐会刺激胃酸和胃蛋白酶分泌,造成胃黏膜发炎、肿胀、溃疡、出血、萎缩,容易发生癌变。

(6)少吃多嚼:少吃可改变垂体的激素变化,减少乳腺癌发生;多嚼可刺激唾液腺分泌,唾液中的不少酶有非常强的抗癌作用,多嚼还可消除食物中的亚硝酸胺、黄曲霉素和苯并芘等致癌物质,可有效地减少食管癌、肝癌、胃癌等癌症的发病率。

误区29. 运动不是防癌的方法

正确观点:运动可防癌。

(1)运动可使人吸收比平常多几倍甚至几十倍的氧。美国的医学研究发现,人体吸氧量增多,呼吸频率加快,可通过气体交换将一些致癌物质排出体外,降低癌症的发病率。即使得了癌症,身体康复也较快。

(2)运动后出汗可使体内的铅、锶、镍和铍等致癌物质随汗水排出体外,从而起到防癌的作用。

(3)运动可使人血液循环加快。癌细胞就好似湍流中的小沙子一样,不易站住脚跟,也不容易转移,且易被免疫系统清除。实验证明,机体处在运动状态时,每小时从血液中分泌出的干扰素较之平时要增加一倍以上,而干扰素的抗癌能力,早已在观察中得到证实。

(4)运动可使人体某些生殖激素大大减少,甚至停止生产。美国哈佛大学科学家的研究发现,生殖激素与癌症密切相关,人们从年轻时就开始运动可明显降低癌症发病率。

(5)运动可以改善人的情绪,消除忧郁和烦恼,在心理上减轻人体免疫系统的压力。临床资料表明,患癌症的患者大多是有情绪忧郁或受到精神创伤的。对他们来说,经常进行深呼吸运动,如散步或跑步、做柔软体操、做伸展运动、游泳、骑车或参加集体运动,均可使他们身心愉悦,可帮助消除紧张情绪,减少忧郁,改善自我形象。因此,国外医生把运动比作"温和的抗忧郁素"。

(6)运动能锻炼意志,增强战胜癌症的信心和毅力。信心和毅力对战胜许多疾病都是至关重要的,一位诗人曾说过:"信心是半个生命"。当人患病尤其是患了癌症之后,要有坚强的意志、必胜的信念、巨大的毅力、乐观的情绪、超大的勇气、顽强的斗争精神以及压倒病魔的气概。英国医学院的专家们曾对57名因患乳腺癌而切除了乳房的患者进行了观察,发现对治愈疾病充满信心的患者,10年生存率占70%,而那些病后即失去信心而绝望的患者80%手术后不久便去世了。因此,我们有理由相信,通过运动增强信心和毅力,加之合理治疗,就一定会出现"病树前头万木春"的喜人局面。

误区 30. 心理健康不能预防癌症

许多人认为,心理健康并不能预防癌症。其实,癌症的发生、发展与人的心理因素有着密切的关系。中医学认为,人的喜、怒、忧、思、悲、恐、惊七情是致病的重要因素。如果一个人的情绪过于波动，可致阴阳失调，气血不和，脏腑功能紊乱，加之正气耗损可致癌。

科学家通过大量的病案分析和动物实验指出，人们对突然事件表现出来的沮丧、失望、消沉，是人的大脑做出的、能为人们观察到的初步反应，它通过许多相通的"电路"传达到人体的下丘脑，一方面参与免疫反应，另一方面调节脑垂体的活动。脑垂体是人体内分泌之主，在上述不良精神状态下，全身各器官的内分泌调节失去平衡，特别是肾上腺素的不平衡，其他的内分泌腺、胃腺的分泌也会受影响，致使机体易患高血压、溃疡病、病原体感染等。内分泌的失调会影响免疫系统的重要器官，如胸腺和淋巴结的重量减轻、血液中淋巴细胞减少，使机体免疫功能明显降低，而易生癌。

当然致癌的因素是多方面的，但健康的心理因素确有一定的预防和治疗癌症的作用。了解了情绪与癌症的关系，就要讲究心理卫生，要注意控制自己的情绪，采取积极乐观的人生态度，或设法改变外界环境免受不良刺激，这将有利于预防癌症，增进健康。

误区 31. 戒烟不能减少癌症发病率

许多人认为，戒烟不能预防癌症。其实，现在公认引起人类癌症发生的因素中，85％以上是包括生活方式在内的环境因素。

吸烟是患肺癌的主要危险因素，并与食管癌、胃癌、直肠癌、肝癌、宫颈癌、前列腺癌、乳腺癌相关。无论你烟龄多长，只要今天就戒，几乎都可降低患癌的风险。世界卫生组织预言，如果人们都不再吸烟，5 年之后世界上的癌症将减少 1/3。即使年过 50 岁才戒烟，其肺癌死亡率与同龄的继续吸烟者比较，也会减少 1/3～1/2。到了 60 岁才戒烟，情况如何？结果表明，肺癌死亡率仍大大低于继续吸烟者。总之，戒烟有百利而无害，就像老话说的，"亡羊补牢，未为迟也"。而"老烟枪"们，也不要以年龄大了为理由，拒绝戒烟。不管你年龄多大,只要有戒烟的想法,我们都应积极鼓励。

误区 32. 癌症的预防和控制成本太高、花钱太多

其实,相当多的癌症预防和控制措施花钱并不多,如宫颈癌筛查采用的方法仅几元钱。癌症的防治还可以和其他疾病的防治结合起来,如肝癌的预防可以和乙肝的防治结合起来,宫颈癌的防治可以和生殖道感染的防治结合起来等。重视慢性病的预防和控制,防病于未然,使资源的使用前移,可极大提高资源的利用率。此外,各种癌症预防和控制措施的施行,可充分考虑地区经济发展水平和医疗保险的承受能力。

误区 33. 患了癌症无需再预防了

有很多癌症患者都这样认为,既然明确诊断了,强调预防已为时晚矣。其实则不然,要知道患上癌症本身并不可怕,病情加重、复发、转移才是导致死亡的直接因素。因此,患上癌症更要预防,重点是采取积极、科学的措施,不让它发展到复发、转移这一步。这里所说的预防是指提倡健康的生活方式,防患于未然。所说的治愈,那就是防复发、防转移成功了,才能最终达到治愈的目的。另外"三早"即早发现、早诊断、早治疗,对复发、转移迹象的出现,也有着非常现实的指导意义,这样就可以把病情消灭在萌芽之中。

癌症检查误区

误区 34. 只要身体没有不舒服,就没有必要到医院体检

平时我们许多人认为,身体有些不舒服时,就在家忍一忍、休息一下,或者自己买点药就行了,只有等到长时间不好或者病得很厉害时才到医院去看病。其实,早在古代,我国医学就指出:"上工治未病"。就是说,高明的医生在你没病之前就给你做预防保健了。我们每个人必须知道这样的医学常识:恶性肿瘤早期是没有任何症状的,等有了症状再看病,这时大部分都是中、晚期的癌症了。真到了晚期的癌症,那时候即使花再多的钱、受再多的罪,又有多少用呢? 要想较早期的发现癌症,唯一的方法就是定期体检。其实,我们千万不要把自己的健康寄托在别人身上,我们口号应该是"每个人的健康,我们每个人自己负责"。

误区 35. 是癌治不好,查出来也没用

因为有这种认识的人还相当普遍,所以轻视早期检查的事例也随处可见。这些人对癌症是一知半解,总是以为癌症是绝症,害怕被查出来癌症后精神无法忍受,以致讳疾忌查,错失了早期发现的机会,从而失去最佳治疗时间。从癌细胞形成到成为明显的癌块,一般前后需要几年甚至几十年的时间,在这么漫长的时间里是很有可能被各种检查"察觉"到的,也就完全有机会在早期阶段将其扼杀在"萌芽"状态。

误区 36. 每年只需进行一次防癌体检

癌症高危对象半年做一次体检比较合适。因为,癌症高危对象的整个进展过程比较短促,癌症是等不及的,除宫颈癌高危人群可以有较长的间隔外,其余癌症的高危对象应每年检查 2 次。

体检中的血液检查、X 光、B 超、乳腺钼钯摄片等都是常用的肿瘤筛查方法。当发现检查结果异常后,还可通过 CT、磁共振、病理活检等检查进行确诊。由于全身 CT、磁共振等价格较为昂贵,因此专家建议先通过体检项目中的常规肿瘤筛查,再决定是否需要进一步确诊。

常用于肿瘤筛查的项目如下。

(1)血液检查:血液检查可检测血液中各种肿瘤标志物指标是否升高,是查出早期癌症的重要手段。通过血液检查可发现、鉴别各种癌症。

(2)肛门指检:可以确定距肛缘 7～10cm 的直肠有无病变和病变的性质。临床证实,70％～80％的直肠癌可以通过肛门指检发现。

(3)大便潜血检查:如发现阳性患者,可进一步做结肠造影或结肠镜检查,以减少大肠肿瘤患者漏诊。

(4)X 线胸片:X 线穿过器官组织后会出现不同的影像,一些隐蔽的肿瘤也可在 X 线片上表现出来。

(5)B 超:利用彩色多谱成像技术,可清晰地发现甲状腺、胆、脾、肾、盆腔等全身大多数器官是否有肿块病变的存在。

(6)妇科宫颈涂片或 TCT:可获取子宫颈口的脱落细胞,检查早期宫颈癌。

(7)乳腺钼靶摄片:能在 X 光摄片中显示乳头、乳晕、乳腺脂肪、腺体等不同组织的图像,有利于发现深部的微小乳腺癌病灶。

(8)胃镜和肠镜检查:可直接观察到食管、胃、肠黏膜的色泽、血管纹理、腺体形态,区分和识别炎症、疤痕狭窄还是肿瘤,对可疑的病灶还可以立即病理活检进行确诊。

误区 37. 无需做癌症筛选检查

目前,多数学者认为,筛查依然是防治癌症的最佳措施。筛查癌症是为了尽早发现病患,接受专科医生的指导,发现高危因素,远离癌症。

(1)乳房:女性自 20 岁开始每月自我行乳房检查;自 40 岁起每年由医生行乳房检查;自 40 岁起每 1~2 年行乳房 X 线照片 1 次,50 岁起每年 1 次。

(2)胃:在美国,胃肠道上段钡餐 X 线透视检查不作为筛选检查方法,而这种方法被证明在流行地区(如日本)是有用的。

(3)结肠、直肠:自 40 岁起每年由医生行肛门指检;自 50 岁起每 3~5 年行乙状结肠镜检及大便隐血试验。因本筛选检查对高危人群以外效率尚未被最后证实,一些制定政策者未提出对此型肿瘤的筛选检查建议。

(4)宫颈:自 18~25 岁开始,或对一些人群自性生活开始,每年行巴帕尼科拉乌涂片及盆腔检查;如每年 1 次、连续 3 年均为阴性可改为每 3 年检查 1 次。

(5)前列腺:50 岁开始每年行直肠指检或检查血清前列腺特异性抗体水平 1 次。对一些高危人群,如有前列腺癌家族史的男性美国黑人(其发病率及死亡率为白种人的 2 倍),可允许自 40 岁开始每年行筛选检查。

(6)肺:目前未建议对无症状人群行常规 X 线胸片或痰细胞学检查,应鼓励预防吸烟和戒烟。

(7)皮肤:对危险人群(家族史、阳光暴露增加、先兆病变的出现)进行全面的皮肤检查;在医生的安排下行间断的筛选检查;普及有关减少日光暴晒及进行皮肤自我检查的知识。

(8)卵巢：目前尚未建议对无症状的妇女行卵巢检查；由其他原因而进行骨盆检查所行的附件检查除外；骨盆超声检查及血清 CA125 水平测定最终可能被证实是有用的，尤其对绝经的妇女而言。

(9)口腔：仅对高危人群(吸烟或饮酒者、出现先兆病变者)由医生戴手套常规进行口腔检查(最好是每年)；鼓励定期的牙科检查及中断危险的暴露。

误区 38. 抽血体检可以验出癌症

当今，将近 60％的人会认为血液检查可以诊断癌症。其实，仅凭一管血液就能确认是否患上癌症是不可能的，至少是很难。很多体检中心，号称"一滴血早期诊断癌症"更是自欺欺人。至少现代医学检验技术是做不到的。血液中肿瘤标志物是一种很复杂的检验过程，更多的需要与临床结合。每种癌症所分泌的物质不见得可从血液中检查出来，很多血液中肿瘤标志物的数据异常也不一定就是癌症。例如乙型肝炎恢复期或肝癌患者的血液中甲胎蛋白(AFP)都可能升高，很多已经确诊的肝癌，即使是晚期肝癌，有不少的患者甲胎蛋白依旧是正常的。目前常见的肿瘤指标如 CA199、CEA、CA125 等，多是作为癌症患者追踪病情的辅助性参考数据。血液肿瘤标志物的结果很容易有假阳性(没有病，却验出有病)或假阴性(明明有病，检验却显示正常)的问题，一般人若是在健康检查时发现某些血液肿瘤标志物异常，应配合医生问诊判断，必要时接受影像检查方能判断是否有问题。

误区 39. 肿瘤标志物检验结果升高就是癌症

通俗地说，肿瘤标志物是指人体发生肿瘤时，血液中出现一些特殊物质或者原有的物质增多,能够通过生化手段检测出来,以此来预测肿瘤的发生和发展。

目前,在临床上开展的肿瘤标志物检测的项目主要有以下几种。

(1)血清癌胚抗原(CEA):正常值小于 $5\mu g/L$。最初在结肠癌患者中发现 CEA 升高,后来发现在肺癌、胰腺癌、乳腺癌、甲状腺髓样癌、膀胱癌和宫颈癌患者中,有 30% 的患者血 CEA 升高。此外,CEA 对已确诊的肿瘤患者的预后与评价治疗效果有重要意义。

(2)甲胎蛋白(AFP):由胚胎时期卵黄囊、肝脏、小肠产生,在妇女怀孕后 12～14 周,血中水平达高峰,16 周后下降。AFP 是最早发现的肿瘤标志物,是诊断原发性肝癌的常用检查项目,约 70% 的原发性肝癌患者,AFP 高达 $20\mu g/L$ 以上。所以,临床发现 AFP 升高患者,若不是孕妇,在排除活动性肝炎和生殖系统肿瘤的情况下,应高度怀疑原发性肝癌。

(3)CA19-9:正常值小于 35U/mL。在胰腺癌中阳性率高达 87%,如结合检测 CEA,90% 的胰腺癌患者都会出现阳性反应。

(4)CA153:正常值小于 40U/mL。在乳腺癌患者中有 20% 升高,如有转移灶,其阳性率高达 84%,且对估计预后与判断疗效意义较大。

(5)CA72-4:对胃癌早期诊断有价值。若临床上怀疑胃癌时,除检测此项外,可结合 CEA、CA19-9 检测,如三项均呈阳性,对胃癌诊断很有价值。

(6)CA125:这是一种与卵巢有关的物质。患胰腺癌、肝癌、乳腺癌时,CA125 都可能升高。如果女性体内的 CA125 相当高,首先应考虑是否患有卵巢上皮癌。

(7)前列腺特异抗原(PSA):正常值小于 $4\mu g/L$,在前列腺癌中阳性率高达 30%～86%,其升高水平与肿瘤体积密切相关。手术后复查,值的降低与回升对预后有直接关系。

(8)绒毛膜促性腺激素(HCG):正常人血中浓度小于 $5\mu g/L$,如患绒毛膜上皮癌、睾丸和卵巢的胚胎性恶性畸胎瘤者,HCG 可升高,且血、尿中的 HCG 的含量多少与预后相关联。

现在不仅是老百姓,就连临床医学界对肿瘤标志物的定位都不够准确。必须强调的是,肿瘤标志物绝不是癌症的诊断指标,肿瘤标志物检验结果升高不等于癌症,只能看做是癌症的高危人群。因而,肿瘤标志物不是诊断指标,只是早期发现肿瘤的线索。在国际上,一个肿瘤标志物的特异性和敏感性达到 70%,就是国际水平。但是,实际上大部分的肿瘤标志物根本达不到这个水平。

> **知识窗**
>
> 肿瘤标志物的敏感性是指患有某肿瘤的患者中出现阳性检测结果的符合率,也就是真阳性率;特异性,指没患某肿瘤的人中出现阴性检测结果的符合率,也就是真阴性率。

误区 40. 对肿瘤标志物的误解

(1)肿瘤标志物的检测有助于肿瘤的早期诊断

事实上,除了甲胎蛋白有助于原发性肝癌的早期诊断,前列腺特异抗原、F-PSA 及其比值有助于前列腺癌的早期诊断,其他肿瘤标志物的检测对于肿瘤的早期诊断并不具有很大的意义,其临床价值主要体现在分析疗效、判断预后、预测复发及转移等。肿瘤的早期诊断更多的需要结合病史、症状、体征、影像学检查(B 超、CT、X 线、胃镜、肠镜)等手段来综合分析,明确诊断则需要依靠病理检查。

(2)肿瘤标志物阴性就可以排除相关肿瘤

40 岁以上的体检人群,大多会选择肿瘤标志物检测。而绝大部分人会认为,检测肿瘤标志物就可以直接查出肿瘤,如果肿瘤标志物在正常范围内,那就说明肯定没得肿瘤。其实不然,各种肿瘤标志物仅仅只能作为辅助诊断的指标之一,肿瘤的诊断不能单独依靠肿瘤标志物的检查。的确,很多癌症发生时,肿瘤标志物会升高,比如前列腺癌、肝癌等,它们属于特异性较强的癌症,肿瘤标志物会反映癌症存在;但一些特异性不强的癌症,如肺癌、胃癌、肠道肿瘤等,往往肿瘤标志物显示正常值,但患者已经患上了癌症。

既然多数肿瘤标志物的检测对于肿瘤的早期诊断并不具有很大的意义,那么,肿瘤标志物的阴性也就不能完全排除相关肿瘤。例如胃癌早期仅限于浸润或淋巴转移时,血清 CA199 才明显升高。即使像 AFP 这种对原发性肝癌的早期诊断具有相当意义的肿瘤标志物,其阳性率也仅达到 79%～90%(AFP 诊断原发性肝癌的阳性阈值为大于 $400\mu g/mL$)。也就是说,还有 10%～30% 的原发性肝癌的患者,AFP 是正常的或只有轻度的升高。

(3)肿瘤标志物异常就可以诊断相关肿瘤

许多良性疾病也可以有肿瘤标志物的异常,如前列腺肥大、前列腺炎可以有 PSA 的轻、中度升高,子宫内膜异位症可以有 CA125 的轻、中度升高,急、慢性肝病时可以有 CA125、CA199、CA50、铁蛋白的不同程度升高,胆道疾病伴黄疸时常有 CA199、CA50 的明显升高,甚至长期吸烟者 CEA 也会有轻度升高。

(4)肿瘤标志物只要联合效率就高

肿瘤标志物的联合应用确实能在一定程度上提高阳性检出率,但部分肿瘤标志物之间的相关性极高,如 CA199 和 CA50 之间的相关性可达到 95%～98%,即 95%～98% 的被检者如 CA199 正常,则 CA50 也正常,CA199 异常则 CA50 也异常,这时就可以选用一些灵敏度更高的肿瘤标志物,如 CA724。再比如 CA242 较少受到黄疸的影响,在胆道、胰腺良恶性疾病的鉴别诊断中具有较高价值。

(5)肿瘤标志物的轻度升高价值不大

正因为许多良性疾病都可以有肿瘤标志物的异常,所以有些医生认为肿瘤标志物的轻度升高价值不大,只有在高于正常参考值 5 倍以上才有意义。事实并非如此,因为在大多数情况下,正常参考值的范围都定得比较宽。因此,在排除了良性疾病以后,即使是肿瘤标志物的轻度升高同样有很大价值。

误区 41. 在防癌检查中的错误认识

(1)只要是医生,就能做癌症筛查

"术业有专攻",只有专科肿瘤医生才会更加了解肿瘤的各种性状。现在某些筛查有做得太滥之嫌,随便摸两下,随意做点检查,也被视作参加了筛查,如此不但查不出肿瘤,更会让受检者放松警惕,反而误事。拿乳腺癌来说,其实很多地方都在采用的红外线检查对乳腺癌的早期诊查就没有意义。

(2)项目越多越好

有些肿瘤筛查项目对人体具有潜在的致病风险,这就需要肿瘤专业医生根据受检者的具体情况做出选择。

(3)体检前不做好准备

因肿瘤专科医生通常需要综合多项检查项目的结果,如果受检者因未做好准备而影响了检查结果,就可能造成漏诊或误诊。如宫颈癌筛查时应注意,检查前一两天不宜过性生活;做结肠镜前 3 天,最好吃无渣或少渣半流质饮食。

(4)常规体检=肿瘤筛查

肿瘤的位置、大小、恶变速度等都会影响肿瘤的早期发现率,而最关键的是,常规体检不等于早期查癌。实际上,以健康检查代替防癌检查是错误的。

常规健康体检的目的在于用各项身体指标来进行个人的健康评估;而防癌检查是指在健康状况下或没有症状的情况下进行一系列有针对性的医学检查,目的是排查早期肿瘤。

由于两者侧重的内容不同,因此常规体检中通常很少包含肿瘤筛查。这也是为什么一些人每年做常规体检提示正常,但不久又查出患癌症的原因。即便常规体检能查出少部分癌症,也往往到了晚期。随着健康体检的日渐普及和癌症发病率的增高,建立健全规范的肿瘤检查项目已迫在眉睫。

(5)没有相关症状无需查胃肠镜

在我国,胃肠道癌症不仅发病率高,而且恶性率也比较高。很多国家已将胃镜纳入标准体检套餐。在日本发现的胃癌,40%以上是早期胃癌;而我国发现的胃癌,只有10%为早期胃癌。

据了解,几乎没有人把胃镜、肠镜纳入到个人体检项目中。同时,进行体检的项目几乎都不含胃镜、肠镜,要求加检的人也少之又少。胃镜、肠镜多少都有点儿痛苦,吓退了不少人。有症状,只要不严重都不会到医院检查,更不用说没什么症状的人群了。很多人抱着侥幸心理,认为没症状就一定不会患上胃肠道肿瘤。因此查胃肠镜的患者几乎都是有腹泻、腹痛、便血等症状的,主动要求检查的几乎没有。但实际上,早期的大肠癌往往没有任何症状,即使有些腹泻的症状也常被当成是普通腹泻。所以建议在体检时加检胃镜、肠镜。

(6)X光检查可查出是否患肺癌

肺癌是当今世界患病率、死亡率较高的癌症之一,X光拍完没事,是不是就不会有肺部肿瘤?并不尽然,肺部肿瘤筛查还得依靠CT检查,X光检查并不灵敏。很多X光检查出来的肺癌,实际上已经到了晚期。

(7)妇检合格=未患妇科肿瘤

常规妇科检查虽然重要,但并不是衡量健康与否的唯一标准,常规妇科检查没事不等于万事大吉。临床上碰到不少妇科检查正常的人,却在不久后发现患上妇科肿瘤的例子。许多妇科病是没有早期症状的。例如卵巢肿瘤,它的发病率很高,但在Ⅰ期、Ⅱ期的时候没有症状,单纯依靠普通妇科检查很难筛查出来。所以,女性朋友对于常规妇科检查不能一味"迷信",如果医生觉得有异常,一定要去做相关辅助检查和针对某一个部位的防癌筛查。

总之,体检中能早期发现癌症的项目一般以影像学和内镜为主,而这两种检查的价格要比其他的生化检查贵,体检套餐里涵盖的很少。如果大家想要全方位排查早期癌症,就必须"加餐",进行肿瘤检查。

误区 42. 防癌检查没有最好选择

疾病的发生、发展通常是一个渐进的过程,癌症也不例外。从基因突变开始,经过代谢变化、功能损伤、结构异常,最后到临床出现症状。在出现临床症状前的整个过程统称为亚临床期,此时包括 B 超、CT 检查、血尿常规检查和 MRI 检查等在内的常规体检往往不能发现病灶。一旦病灶部位的组织结构出现明显异常,患者出现临床症状,表明疾病进入临床期,此时常规检查就能发现病灶。但遗憾的是,此时 2/3 的肿瘤患者已处于中、晚期,丧失了治疗的最佳时机。

那么,目前对癌症的检查中,什么检查能早期发现癌症? 什么检查在检查癌症中是最先进的呢?

肿瘤代谢显像主要通过某些放射性核素对这些代谢产物或类似物进行标记示踪,并以图像形式直观显示出来,能够精确、动态反映肿瘤组织与机体正常组织细胞代谢的差异。在尚没有发生形态结构变化和没有任何临床症状的时候,PET/CT 可以对肿瘤进行早期诊断,对各器官组织的受累情况进行评估,从而达到对肿瘤进行精确的临床分期、治疗方案选择、疗效检测的目的。

目前,国内很多医院都引进了 PET/CT 检查,PET/CT 检查是一种无创的、快速的全身扫描排查癌症的最新检查,它的出现让肿瘤细胞无处可藏。PET/CT 检查是健康查体的高级手段,其灵敏度高、准确性好,能早期发现严重危害生命的癌症和心、脑系统疾病,达到有病早治、无病预防的目的。特别对肿瘤,远在没有出现临床症状之前(亚临床期),就能捕捉到微小病灶的早期改变,使癌症发现时间提前一年以上,为患者赢得了宝贵的治疗时间和获得治愈的机会。

那么哪些人适合做 PET/CT 检查呢?

(1)健康体检者:正常人体检可发现体内是否存在危险的微小肿瘤病灶,以便癌症早期诊断、早期治疗。

(2)适合患有癌症疑似患者:发现体内组织细胞有不正常增生现象;不正常的 X 线检查结果;为疑难病例提供正确的活检部位;家族中发现多例癌症患者;肿瘤的良、恶性鉴别诊断等,以便获得早期诊断,及早治疗。

(3)适合确诊为癌症的患者:寻找肿瘤原发灶者;进行全身显像检查确定有无转移病灶;癌症的分期、分级;协助医生制定最佳的治疗方案;为放射治疗提供精确的生物靶区定位。

(4)适合曾经患过癌症的患者:各种治疗的疗效评价;手术后有无肿瘤的残余组织;肿瘤有无复发,以及与坏死组织、疤痕组织的鉴别;放疗或化疗前后的肿瘤病灶的变化等。

误区 43. 复查意味着得癌

在临床上,有很多患者会被医生要求做进一步检查。这时,患者心理就开始怀疑自己是不是已经得了癌症,并由此陷入了恐慌情绪中。事实上,在经过初次检查被要求"进一步检查"的人中,最后结果确诊为患癌症的人数微乎其微。其实,已经有了癌却放任不治,才是最可怕的。而复查的目的,正是为了早期发现癌症,试图早期治疗,根治癌症。

癌症患者求治误区

误区 44. 癌症是不可以治疗的

癌症的病因不清楚,治疗效果不满意,没什么有效办法防治,应先研究,研究清楚再防治。这种认识是错误的。虽然多数癌症的确切病因尚不清楚,但癌症发生的危险因素是清楚的,控制和消除这些危险因素可预防 1/3 以上,甚至 50％的癌症。癌症治疗效果不满意,多因患者就医太晚。加强宣传教育及开展早诊、早治可使 1/3 的癌症患者获得根治。现在有少数人不敢检查身体,说什么一旦发现癌症就完了,这是错误的,也是对自己不负责任。对于一般人来说,每年应该正常体检一次,这样才能做到早发现,早治疗,治愈率高。否则,治疗时间长,疗效差,生存期短。而且,大量事实也证明,癌症是不等于死亡的。

误区 45. 治好不是癌,是癌治不好

这一观念的本质,是仍未从"癌症是绝症"的宿命论中解放出来,大量癌症已经治愈或好转的事实,早已驳倒了这一陈旧观念。专家指出,对于恶性程度低、发现早的癌症,采取适当治疗和康复手段,完全可以获得治愈的结果。如早期宫颈癌、乳腺癌、胃癌和鼻咽癌的治愈率,均在 90％以上;早期子宫绒毛癌、睾丸精原细胞瘤等的治愈率,则已接近或达到 100％;即使是"癌中之王"肝癌,现在也有治愈可能,早期发现的微小肝癌 5 年生存率达到 70％以上;有的癌症即使到了晚期,也有较好的预后,如Ⅲ期、Ⅳ期子宫绒毛癌的 5 年生存率可分别达到 83％和 53％。

误区 46. 听天由命，放弃治疗

癌症可怕的原因在于其持续高涨的死亡率。人们常把癌症称为"癌魔"、"不治之症"，并有"十个癌症九个埋，剩下一个不是癌"的说法，一旦发现自身患有癌症，就彻底放弃治疗，听天由命，白白流失了很多再生机会。

国家卫生部指出，癌症并不是不治之症，关键要早发现、早诊断、早治疗。癌症的发生、发展有一个过程。从第一个癌细胞出现，发展到对人的生命构成威胁，需要经过相当长的时间。早期癌症生长发展非常慢，只需留心一些早期异常信号，人们就有足够的时间去发现它并迅速加以治疗，把它消灭于"萌芽"阶段。临床统计资料显示，通过有效的整合治疗，早期癌瘤一般有 80%～90% 的治愈率。

误区 47. 拒绝治疗

患了癌症，人们常常首先想到的是这种病不好治，社会上部分人还戏谑的称患者被判了"死缓"。面对恶疾，不少人坦然面对，积极配合治疗；一部分人则因种种原因放弃治疗；还有一部分人因对治疗失去信心而拒绝治疗。这部分拒绝治疗的人对癌症治疗的认识还停留在过去的水平上，要知道在科学技术快速发展的今天，医学同样也在飞速发展。癌症的治疗手段日臻完美，除手术治疗外，还有化疗、放疗、生物治疗等，治疗效果也有了明显的提高。只要正确树立信心，配合治疗，适时早诊，早期治疗，5年、10年生存率是很高的。因此，拒绝治疗、拒绝生命是不可取的。

误区 48. 癌症到了晚期，就不用再治疗

晚期癌症、复发或转移性癌症虽然难治，但并非绝对不能治。当

前,治疗水平不断提高,尤其是我国传统中医药对晚期癌症的治疗,更有意想不到的效果。临床实践证明,合理使用抗癌中药结合其他治疗手段进行系统治疗,将大大延长晚期癌症患者的生命期限,提高癌症患者的生存质量。

癌症患者在治疗时,一要正视现实,尽快调整好自己的状态,摆脱悲观、绝望、抑郁的不良情绪,以平和、愉悦、积极的态度去生活、治疗,以必胜的信念与癌魔作斗争,直到将其彻底打败;二要到正规医院找专科医生求治;三要多看专业书籍,多了解每种治疗手段的利与弊,根据情况选择合适的治疗手段,避免治疗不当造成的危害。

误区 49. 把医院当成晦气或不吉利的地方

有的人把医院当成晦气或不吉利的地方,不到万不得已尽量不去;把生病、治病看成丢人或者是见不得人的事,偷偷摸摸,独来独往。俗话说:"人吃五谷杂粮哪有不得病?"就是这个道理。实事求是地讲,医院是我们每个人的幸运之地,我们的一生谁能说不跟医院打交道? 在这里我们解除了痛苦,在这里我们收获了健康。再者,我们每个人一定要有个医生做朋友,因为他可以帮助我们解决很多关于身体和健康的困惑。疾病总是跟人类和人生相伴随的,与其当成格格不入的死敌,还不如当成朋友友好相处。所以,我们要有好的心态,学会交流和倾诉,减轻压力,增加信心,学会正确面对疾病。

误区 50. 稀里糊涂,错误投医

癌症患者有三怕:

一怕讳疾忌医。有许多的患者不愿意相信自己得了癌症,于是辗转各医院进行确诊,一家不行两家,也就在辗转确诊中贻误了最佳治疗时机。

二是怕走错门。得了肿瘤不可怕,但一定要到专业的正规肿瘤治疗机构就诊。因为专业肿瘤机构有着丰富的临床诊疗经验及系统的诊疗设施,能对患者病情及时做出正确诊断并给予恰当治疗。

三怕治疗不规范。癌症患者往往求治心切,盲目相信虚假广告,等病情加重时才到正规医院治疗却为时已晚。其实,癌症虽非绝症,但毕竟是疑难症,由于癌症患者求生心切,许多人正是利用这种心理,在治癌药物上大做文章,有的甚至不择手段制售假药,结果导致肿瘤患者雪上加霜。

近年来,国家有关部门加大了打击力度,限制抗癌药物的广告宣传,取得了一定的效果,再加上大力宣传,人们对科学防治癌症有了一定的认识,许多患者不再讳疾忌医了,更多的人即使得了良性肿瘤也愿意到专业的医院来诊断治疗,这是个可喜的进步。只有正确认识癌症,才能配合医生科学规范治疗,也才能取得最佳的治疗效果。

误区 51. 听信广告,延误治疗

抗癌药品市场,鱼目混珠,药品质量参差不齐。很多保健食品打着抗癌药品的旗号,扰乱市场信息,造成很多患者及家属听信虚假广告,错把保健食品当药品用于治疗,肿瘤不但没有缩小,反而疯长并扩散,从而延误了治疗时机,留给家属及患者难以弥补的遗憾。

因此,选择抗癌药品要四看:一看批号,是"国药准字"号药品还是"保健食品";二看配方;三看质控,只有在国家 GMP 标准下生产的药品,才能保证其质量和稳定的疗效;四看效果,是否经过国家权威医疗机构和医院验证。

误区 52. 迷信偏方,盲目就医

一旦患上癌症,不少患者和家属就"慌了神",四处求医,盲目的相信偏方、秘方,这已成为癌症治疗的最大误区,这种现象已成为中国人对待癌症的一大"特色"。

建议不要轻信"偏方"、"专家"等谣传和广告,到头来可能使癌症患者不但经济拮据,病情也被耽误了。要确认宣传中的某某专家或产品是否属实,可通过国家医药相关网站查询,或是寻找相关专家所在工作单位进行询问。而且,就算所谓"偏方"对某些人有一定的疗效,但一种药物治好一个患者不等于能治好全部患者,癌症治疗多采用综合治疗和个性化治疗,每一种疗法的偏重面和有效率均不同,一种药能包治多种癌症是不可能的。

误区 53. 偏信或依赖某些保健品

时下,各种各样的"抗癌良药"的宣传铺天盖地,但其中一些"健"字号的保健药、营养品根本没有治疗作用。而当中一些宣称成分为纯正中药,且经实验证明有效率多少多少的"药品",所谓"实验结果",95%以上都是动物实验结果,而不是临床上患者应用的结果,这只是商家的一种"广告技巧"而已。毕竟人与动物之间是存在差异的,如果所有对动物有效的药都对人有效,那么研究药物就不会那么费力了。但这些却让一些缺乏辨别力的患者及其家属深信不疑,长期盲目服用而不求医,延误了治疗时机。

其实这些补品只能作为营养支持的辅助治疗,必须配合手术、中药、放、化疗才能起到一定疗效;如果想依靠保健品、营养品来治疗肿瘤,那就有失偏颇了。况且,用它们作为辅助治疗的营养支持,其花费恐怕要比正规治疗还要高得多,这是众多患者所承受不了的。

误区 54. 轻信气功能治癌

练气功对康复期的癌症患者,作为一种康复手段是有实际裨益的,能起到适度体力活动和良性心理调节的作用,这无疑有益于患者的身心健康。但患者绝不应有寄希望于一种超自然力将自己从病魔中解脱出来的心理,更不应放弃有效的治疗。

误区 55. 看病只图大、图名

只到大的有名气的医院找有名气的专家。其实,我们所面临的疾病 90% 以上都是一些常见病、多发病,真正属于医学上所界定的疑难病毕竟是少数。且大多数常见病、多发病的治疗原则是一致的,有的甚至是标准化的。绝大多数的手术,如肺切除术、食管切除术、胃肠切除术、肾切除术、乳腺切除术,甚至包括心脏手术在内等技术已经在几十年前或十几年前成熟,并且在各大医院普及。就是让我们望而生畏的肿瘤的治疗,在国内外各大医院也都是标准化治疗,各大医院的治疗水平、治疗方案同世界基本同步,不存在谁更拥有独一无二的技术问题。作为一个理智的患者只需找一家离家较近的、自己较熟悉的、相对较经济的、能给自己的就医过程提供放心、便捷、满意服务的专科医院就可以,只要能实实在在的解决问题就行。不要什么都凑热闹,找名牌,弄的患者及家属精疲力竭。

误区 56. 以专家、名人之名保证疗效

假借患者、专家、医疗机构名义推销产品;或假借大医院之名误导消费者;或编造某肿瘤协会专家,以吹嘘自己产品的功效;或是未经专家本人许可打上"某某专家推荐"字样;还有些商家利用在电台举办讲座、在公共场所举办产品说明会的形式做虚假宣传。要确认宣传中的某某专家是否属实,可通过网络、电话查询,或是寻找相关专家的所在工作单位进行询问便可确认。

误区 57. 是专家就能治好病

有些人患了癌症，急于抓到一根救命稻草，认为是医生就是权威，医生说一就是一。还有的听说某位专家治疗癌症有造诣，就认准其帮自己治疗。

据调查，我国85％以上的癌症患者没有到癌症专科医院就诊，致使有些患者明明可以治愈，却因走错了医院，医生不懂乱治，耽误了最佳治疗时机。广大患者患病后，一定要去正规医院诊断、治疗。对于癌症的治疗和康复，即便是许多优秀的肿瘤科专家，在癌症治疗的某些领域造诣颇深，但是不同的人也会有不同的研究侧重和治疗擅长点。因而，应根据疾病及治疗方法和时机的不同，选择相应的专家。

误区 58. 看病找名医，吃药寻名贵

在不少人的心目中，贵的东西肯定比便宜的好，在医药领域也同样如此。其实，这是偏见。因为产品的价格高低，一般是根据它的生产成本和销售方式而决定的，并非由它的实际价值来确定。不少不法医药厂商抓住肿瘤患者治病心切的心理，虚抬价格。使用抗癌药，应主要看疗效，疗效才是硬道理。如果单用价格高低来衡量药物的效能是不科学的，也是不明智的。

看病找名医实质上也是治病心切的表现。不少患者得了癌症，千方百计要找高职称的专家、教授治疗。有时为了等到一个知名专家或专家传人的诊治号，三更半夜排长队也心甘情愿。有的甚至为了追寻所谓的名医，四处奔波，耗费大量的人力、物力。得了病，希望找个好医生尽快治好，这是人之常情。但患癌最好的医治就是到相应的专科医院找专科医生就医。治癌靠的是科学合理、规范有序的

综合治疗,非专家教授不治,大可不必。那些长期战斗在临床一线的年轻专科医生,他们的医疗意识前卫,信息流通快,接受新知识、新技术的能力强,加上精力充沛,他们也可作为肿瘤患者的选择。另外,治病也不能太心切,需知任何医疗手段或治疗药物的奏效均需要一定的时间。如果急于求成,频频换"方",不仅不能加速治愈,还可能因药物相悖使得机体无可适从而加重病情,甚而导致治疗陷入歧途而不可收拾。

误区 59. 有钱就能治好癌症

治病要花钱,尤其是治癌症,要花不少的钱。但这并不意味着有了钱就一定能治好癌症。曾有一位有钱人的妻子患了乳腺癌,手术、放疗、化疗后回家,想着有钱该是个治癌康复的有利条件吧。于是,千余元一瓶的所谓"抗癌特效药",别人无人问津,她一箱箱买回家;两百余元一斤的所谓抗癌高档食物"水鱼",别人难以光顾,而她每天都有吃;同病室的病友劝她早起去公园和大伙一起锻炼身体,而她还是偶尔才去,并且专车迎来送往。家人为了表示爱心,为她请了 6 位佣人。一位负责熬汤煎方,不容怠慢;两位专出外差,寻医问药,跑遍大江南北;另三位 24 小时轮流值班,端茶送饭,日夜陪护。真可谓招兵买马,前呼后拥。然而,死神并未因此而却步,由于患者心理包袱沉重,被动接受治疗,加上整天卧床不起,过着衣来伸手、饭来张口、消极孤僻的生活,渐渐的体质更弱了,精神崩溃了。仅仅 3 个月,这位阔太太就永远地走了。由此可见,没有患者的主观努力,没有人体潜能的充分发挥,无论有多么巨大的人力、物力,也无济于事。

不可否认,有钱的人更有条件治疗,但每个人的病况、身体素质、对待疾病的心态都不同,故治疗的效果也不同,因此不能拿钱来衡量生命的长短。

误区 60. 治疗癌症盲目追求新技术、新药物

现在每年都会涌现许多癌症治疗新技术、化疗药物,这些新技术和新药物的的确确给一些患者带来了福音,使一些本来无希望的患者得到治疗。但是,目前也有一些患者误以为唯有这些新技术或新药物才是良方,一味要求使用这些药物,或苦等新药物出现而拒绝其他疗法。其实,临床应用的癌症化疗药物也有数十种,临床对癌症患者实施化疗前,要根据患者的病种、病期、年龄、身体等情况进行综合分析,而不会首选新药、高价药,否则不但没有给患者带来更好的疗效,反之给患者增加不必要的经费负担。如癌症靶向治疗是近年来癌症研究的新进展,它力求给癌症组织较高的杀伤,而对正常组织的影响较小。但是,这些治疗方法价格昂贵,也非所有患者都可适用,需根据具体情况才能使用,且处于起步阶段。在肿瘤综合治疗中,强调的是"个体化"而不是"新技术"。只有在综合治疗这个大框架内,才能充分发挥新技术的优势。比如小细胞肺癌患者,先要考虑的是全身治疗,如出现腰椎转移病灶,才需局部配合伽马刀、光子刀等治疗,以避免局部病灶发展引起半身截瘫。

治疗各类肿瘤的"刀"都有具体适应证,患者对此要有正确的认识,不要执意要求医生应用新技术或是到处寻求新疗法而延误病情。

误区 61. 在哪里治疗都行

首次治疗对癌症预后常起着决定性的作用,一次不规范的手术或一次不合理的放、化疗方案可能给患者带来无法挽救的伤害,甚至整个治疗的失败。癌症专业十分强调诊断和治疗的规范性、统一性,以给患者带来最佳的疗效。很多癌症患者治疗时就喜欢图个方便,身体上一有不舒服,就到就近的医院就诊、就治,即使得了癌症也还

是这样就医。而这些就近的医院往往是一些未设癌症专科的小型医疗单位,其医务人员对癌症诊治的基础理论知识和临床经验不足。因此,患者应尽量到专业医院和科室进行相应的治疗。

误区 62. 治癌方法大同小异,不用上专科医院

这是不清楚癌症专业性治疗的表现之一。一些综合性医院尽管科室齐全,设有癌症专科,但缺乏配套的癌症检查设备及富有治疗经验的癌症专科医生,往往很难使患者得到准确的诊断和有效的治疗。常常发生这样的情况:一个本来可以有较好预后的癌症患者,因得不到正规、合理的治疗,不得不每况愈下;一些不适当的手术或放疗、化疗方案被采用,结果导致癌症残留,致使整个治疗失败。这些后果对癌症患者来说,是不幸的,是一个难以弥补的损失。因此,专家强调癌症患者千万不要图省事、省钱,将就的应付诊疗,而应选择有资质的肿瘤专科医院或二、三级医院的癌症专科,进行系统、规范的治疗。尤其是首次治疗方案的科学选择,对癌症患者非常重要,对以后是否复发、转移更是关系重大,务请谨慎处之。

误区 63. 首诊科室包揽治疗

这种误区首先表现为首诊科室首先治疗。现有医疗体制导致各科医生多各自为政,仅从自身专业出发来诊治患者,一种癌症可能产生多种治疗方案:如癌症患者遇到内科医生,他便在医生的提议下接受化疗;遇到外科医生,则进行手术;遇介入科医生则实施介入治疗。而实际上任何单一疗法都无法取得最佳效果,单一科室治疗必然存在治疗不足或者治疗过头的现象,对患者的治疗非常不利。有些癌症患者由于在不同的医院、不同的科室、不同的医生那里得到不同的诊疗意见而困惑,四处就诊求医。

一个好的癌症治疗模式应是团队作战,将各方专家组织起来,综合考虑哪种治疗手段最佳。目前,多学科综合治疗癌症已经形成共识,但学科之间不能关着门说综合,而是要打开门户,内科、外科、放疗、病理、中医等相关学科的专家真正做到一起讨论,综合治疗。

误区 64. 求治中不会筛选信息

面对手术、放疗、化疗的缺陷以及转移复发的教训,人们开始修正错误观念,重视治疗方法和药品的研究与选择。然而,由于目前治疗和药品信息的泛滥,又使人们在筛选信息时迷失了方向。

以药品选择为例,患者及其家属常常被宣传和广告迷住眼睛,结果出现了"以食代药"(把保健品当药品)、"以名代实"(将有同一种原料的不同产品混为一谈)等种种情况。这是十分可怕的。因此,癌症患者和家属如何学会选择由国家药监主管部门批准、被国内外药监机构同时承认、有权威科研机构研究证实、被国内外广大癌症患者口碑相传的抗癌药物,是一个亟待解决的大问题。

误区 65. 抗癌之战求速战速决

由于对肿瘤发病机理不甚了解,一些患者对肿瘤治疗的认识往往存在偏差,总是期望能够速战速决,尽快把癌症治好。受上述心理的支配,许多患者不惜一次性投入大笔费用,以期"一战决胜负"。在临床治疗中,经常发现这样一些患者,他们有的采取诸如伽玛刀之类的价格昂贵的治疗方法;有的采取手术治疗一刀割之,以为可以"斩草除根";有的忍受着巨大的痛苦,也要坚持放、化疗;也有的动辄要求使用上万元的进口药品等,以为这样就万事大吉了。但是,不久后有的患者就发现癌细胞复发或转移。他们往往不能理解和接受这样的现实:为什么花费数万、数十万、上百万,甚至倾家荡产所换来的居然是失望呢?

　　肿瘤是一类全身性的疾病,其发生、发展与机体的抵抗能力有很大关系,对多数患者来说,局部治疗往往不能达到根治的目的。即使局部治疗达到了一定效果,这也只是万里长征走完了第一步,要想真正康复还需要一个漫长的过程,患者需要做好打持久战的心理准备。所以,肿瘤治疗是一个有计划、有步骤、循序渐进的综合治疗过程,要根据病情的不同阶段,采用不同的方法,解决这一时期的主要矛盾。不但要追求近期疗效,更要考虑疗效的巩固、癌细胞复发和转移的预防,以及长期的康复和治疗,且中医药治疗应当自始至终贯穿于整个治疗过程当中。患者应根据病情,在专业医生的指导下,制定一个长期的治疗和康复计划,并逐步实施,以免急于求成而适得其反,欲速则不达。

误区66. 一个方案、一种中成药能治所有肿瘤

　　某某医生治愈了一个患者,于是许多患者便趋之若鹜,以为自己的病也能被这位医生治好。其实肿瘤是复杂的,治好一个患者不等于能治好全部患者,而且肿瘤治疗多采用综合治疗,不同肿瘤使用的放、化疗方案一般不同。此外,还有不少患者盲目相信某一种中成药能包治百病,保健品与药品终究是两个概念,有些中成药也只能起辅助作用,如果想单依靠保健品或某种中成药来治疗肿瘤,那就大错特错了。

　　肿瘤需要合理、规范、科学的综合治疗。具体的讲,就是要根据患者的身体状况,肿瘤的病理类型、侵犯范围(病期)和发展趋向,有计划、合理地应用现有的治疗手段,以期较大幅度的提高治愈率,改善患者的生存质量。但也并不是所有患者都需要多种手段的治疗。有些播散程度很低的肿瘤,如皮肤癌在局限期,单一治疗用手术、放疗甚至局部用药,都能达到治愈的目的,无需再追加其他治疗手段。

一些很早期的肺癌和乳腺癌,单一手术治愈率可达90%以上,也无必要追加放、化疗。强调有计划、合理地应用现有的治疗手段,就是要求治疗前多商量讨论,充分评估患者最大的危险是局部复发还是远处转移,最大限度的做到合理安排,而不是治疗手段的简单叠加。

误区 67. 一样的病用一样的药

在癌症的治疗过程中,患者之间常常会互相推荐一些癌症药物,甚至有人会拿来一些所谓的特效药、新药当礼品送给癌症患者。

其实癌症具有"异质性"的特征。简单来说,即使同一种癌症,随着癌症的生长,各个癌症细胞会变得不尽相同,所以在临床治疗中治疗反应也就不同。如同为肺癌,不同患者做放、化疗的治疗效果也就可能大不一样。

所以,癌症治疗专家认为,要根据具体患者的预期寿命、治疗耐受性、期望生活质量、患者自己的愿望和癌症的"异质性"来设计具体的治疗方案。

手术和放疗、化疗结合,在20世纪前的癌症治疗方面取得了很大进步,但同时也带来了大量的"陪治"患者群体。癌症的治疗新趋势,应该是采取精确的"靶向"治疗,根据循证医学设计和优化治疗方案,克服放、化疗的毒副反应,来提高治疗的有效性,减少"陪治"人群,真正使每个患者能得到"个体化"的有效规范治疗。

误区 68. 抗癌药不分病情乱吃药

不少癌症患者在治疗中私自用药,无论是中药、西药或是进口药,只要听说能治癌,便千方百计搞到手。甚至有些患者盲目跟着广告走,不断换用新药;有些患者在调养期间,不适当地"忌口"或只顾药治不重视营养。还有许多患者认为,抗癌药物越贵,治疗效果肯定就越好。

其实不然。用药过滥往往会造成许多副作用,患者用药应遵照医嘱。癌症是一种错综复杂的全身性疾病,患者与患者之间的情况更是千差万别,那些昂贵的药物有可能对一部分人比较适合,但绝对不是全部适用。在用药方面,患者一定要只选对的,只有辨证施治、选择适合自己的疗法和药物才是明智之举。在治疗期间,除了用药外,还要注意合理膳食,否则一旦机体营养缺乏,病情就会加重。

误区 69. 隐瞒病情不配合用药

癌症患者一经确诊,作为医生或家属均应有策略地通知本人,以便配合治疗。尤其是中医看病,强调望、闻、问、切的诊疗手段,不见患者不行,见了患者不把注意事项说透还是不行,也不利于心理和精神治疗。所以隐瞒病情,是治疗中的一大障碍。另外,癌症不是吃几剂中药就能好的病,而是需要长期的治疗过程,一旦患者觉得短期内效果不明显,自然会产生怀疑,甚至拒绝治疗或要求换医院、换医生和换药等,这就会错过最佳的治疗时机,对预后相当不利。

更有这样的家属,一怕担责任,被埋怨;二怕患者本人承受不住打击。本来很有治疗价值,但由于上述思想作怪,就不敢送患者去肿瘤专科医院或专治肿瘤的诊室看病,而是往综合医院病房或诊室就治,甚至有的必要检查也不敢领患者去做。岂知癌症不同于其他疾病,首次治疗和用药正确与否至关重要,这直接决定着预后的疗效。当然,个别情况还需个别对待,对高龄老人患癌症且晚期,没有治疗价值的,还需实施"保护性"医疗为妥。

误区 70. 不适当的自行用药

部分膀胱癌和泌尿系统癌症患者在接受完放疗后,可能会出现尿频、尿急及尿痛等的现象。这时,很多患者会以为自己的泌尿系统出现了感染,有的人怕麻烦不想去医院就在家自行服用抗生素治疗。殊不知,这些貌似泌尿系感染的症状根本就不是由细菌引起的,抗生素对此没有作用。正确的做法是请教医生,通过饮食进行调节。其实,这些症状只要放疗停止后就会自然消失,患者无需过分紧张。

另外,有些患者放、化疗后白细胞低下,容易感染并出现发热。这类发热和一般感冒发热是不一样的,因此平时用的感冒药对此并不起作用。如果发热超过 38℃,患者很可能会出现重度感染,处理不当可能会有生命危险,因此应尽快回到医院接受治疗。

误区 71. 侧重单一疗法,忽视综合治疗

患者在癌症治疗过程中,只接受手术或放、化疗,没有其他相应的治疗方法,叫单一治疗。单一的治疗方法无法从根本上治愈癌症患者,综合治疗才是癌症患者康复的真正希望。由于单项治疗方法有其局限性,如手术在切除局部癌症的同时,也会使患者元气大伤;化疗作为一种全身性的治疗,其剧烈毒副作用没有选择性,在杀灭癌细胞的同时,也给正常的细胞乃至机体带来空前的劫难。这样,"溃不成军"的免疫系统往往无力加以遏制可怕的转移复发,很多患者因此撒手而去,令人痛心不已。

将手术和放、化疗作为治疗手段的全部,预后都不理想,而配之以相应的优秀现代抗癌中药,可全面弥补单一治疗(如手术、放疗、化疗)的缺陷,显著提高治愈率和生存率。临床要求此类中药必须符合无毒、广谱、快速、高效和双向等条件,即对机体没有任何毒副作用,年老体弱患者和垂危者都能安全服用;无论是急、重、晚患者,还是配合手术或放、化疗,都能在不长的时间里全面获得提高免疫、抑杀癌症细胞的扶正固本之效。手术、放疗、化疗加中药"三位一体",就为治愈提供了根本保证。因此,综合治疗已成为癌症康复治疗的必要

手段,通过结合各个治疗方法的优势,扬长避短,协同作用,为癌症患者的真正康复提供了保障。

误区 72. 不采取心理疗法与康复治疗

有人说,癌症患者有 1/3 是被吓死的,这一点也不夸张。有许多患者知道自己患癌症后,承受不了这种心理上的打击,精神崩溃了,食不下,睡不着,几天后人消瘦了下来,这给治疗带来了许多困难,也影响了疗效。有的医生和家属不注意心理疗法,甚至告诉患者只能活几个月了,想吃什么吃点什么吧,这是不对的。应该首先帮助患者树立战胜疾病的信心,排除心理障碍,用典型病例鼓励他们坚持治疗,或通过与患者之间的对话,激发他们生存的勇气。这样才能有利于治疗,取得更好的效果。

误区 73. 癌症患者乱捅"马蜂窝"

约有 90％以上的癌症患者一得病就要求"开刀",认为唯此才能挽救生命。这样的认识是十分片面的。癌症不是一个单独的疾病,肿瘤的形成和生长有多种独特的因素,在治疗上不是一种方法能奏效的,其治疗原则上应为多学科参与,采用多手段的综合治疗,外科手术只是其中的一个主要手段。一个有经验的肿瘤外科医生接诊患者后,应该运用自己的综合医疗知识,考虑如何给予患者最佳治疗,而不是只考虑手术。

癌症中只有 20％的患者适合手术治疗,像白血病、淋巴瘤、骨髓瘤等非实体瘤及甲状腺未分化癌、炎性乳腺癌等都不适合手术治疗;若肿瘤过大切不干净或大范围转移等情况也不适宜手术,否则无异于"捅马蜂窝",反而会加速肿瘤的扩散。

误区 74. 对症处理就是放弃治疗

大多数癌症患者都会产生疼痛、乏力、恶心、呕吐、便秘、咳嗽、口腔溃疡、皮肤瘙痒等局部和全身性症状。对此,医生常进行"头痛医头、脚痛医脚"的对症处理。不少癌症患者及家属误认为对症处理就是放弃积极的抗癌治疗。其实不然。

(1)标本兼治,共同攻克癌魔

抗癌治疗与对症处理是癌症治疗中两个不可或缺的部分,两者并不矛盾。在癌症治疗中,医生既要重视针对癌症本身的治本治疗(抗癌治疗),也要重视针对癌症症状的治标处理。也就是说,攻克癌魔,需要标本兼治。而对于许多癌症患者来说,"头痛医头,脚痛医脚"的对症处理常贯穿于癌症治疗的全过程,只是在癌症病变的不同阶段,标本兼治的侧重点不一样,早、中期癌症以治本为主,晚期癌症则以治标为主。

对于可能根治的早期和中期癌症,针对癌症本身的抗癌治疗是治疗的根本目的,而针对症状的治标处理则是作为抗癌治疗的重要辅助治疗内容。积极缓解症状,可以避免症状的进一步加重,避免发生严重的并发症,明显改善患者的生活质量,帮助患者克服癌症恐惧心理,顺利进行抗癌治疗。对于失去根治希望的晚期癌症患者,以治标为主,对症处理是患者唯一可能真正获益的治疗方法。因为缓解症状不仅可以直接减轻患者的痛苦,而且还可能改善或保障患者的生存质量,并且在实际意义上延长患者的生存时间。

(2)对症处理,助抗癌治疗一臂之力

诚然,对症处理不能根治癌症,而抗癌治疗则可能从根本上达到缓解症状的临床效果。但是,能治本的抗癌治疗也有许多局限性。

首先,抗癌治疗通常需要经过一个较漫长的过程,如癌症骨转移接受放射治疗,缓解疼痛的最佳疗效起效时间在放疗后约一个月,如

54

果放疗显效前不给予止痛药物治疗,将意味着患者需要忍受一个月疼痛的折磨。其次,抗癌治疗虽然有可能根治肿瘤,但不一定能缓解所有症状,甚至抗癌治疗本身也会产生不良反应,常见的如骨髓移植、肝肾功能损伤等。再者,对于失去根治希望的晚期癌症患者来说,漫长的抗癌治疗过程不仅无法根除癌症,甚至连缓解症状的希望可能都十分渺茫。如果癌症所引起的症状长期得不到有效的控制,患者的生活质量会因此受到严重干扰。

可见,针对癌症所产生的临床症状进行对症处理,不仅能缓解症状,改善生活质量,而且有利于抗癌治疗的顺利进展。为此,患者应积极配合医生,力争获得满意的生活质量。

癌症患者常见症状处理办法:

疼痛 疼痛是癌症患者最常见的症状,约70%的癌症患者会发生疼痛。镇痛药是缓解癌症疼痛的主要方法。

恶心呕吐 注意调整饮食结构,避免甜食、过稀饮食、油腻食物,房间通气,避免异味。必要时在医生指导下服用胃复安、氯丙嗪、普鲁本辛、劳拉西泮等药物。

食欲减退及体重减轻 调整饮食结构,保证摄入足够食物及热量,必要时服用甲地孕酮等药物。另外,对于因食管梗阻不能进食的患者,可考虑放置胃肠饲管,以保障基本营养供给。

便秘 多饮水,同时调整饮食结构,摄入粗纤维食物,如苹果、香蕉、坚果类食物。适当运动,必要时服用缓泻药。

多汗 服普鲁本辛或益气养血中药。

口腔溃疡 保持口腔清洁,补充维生素,使用口腔黏膜保护剂。

褥疮 保持皮肤清洁,经常翻身,避免皮肤受压及循环障碍,必要时清创治疗。

口干 服滋阴益气类中药,多饮水,保持口腔清洁。

抑郁、焦虑、睡眠障碍 心理治疗,必要时在医生指导下服抗抑郁、抗焦虑及催眠药物。

癌症手术治疗误区

误区 75. 无论什么癌首先"切一刀"

许多癌症患者一旦被确诊,有的家属和患者本人首先想到的是动手术切除肿瘤。在医院里,有症状才就诊的癌症患者中,2/3 以上已是晚期。如果不先做综合评估,盲目"切一刀"会有很多恶果,导致部分本该直接接受放疗或化疗的晚期癌症患者,挨完一刀后大大影响了生活质量。

除此以外,选择癌症的治疗方案不能盲目。有的癌症是不适合手术治疗的,介入治疗、放疗或化疗的效果可能更好;有的癌症患者的身体状况决定了他们不适合手术,硬要进行手术的话,可能是加重病情。再有就是各式各样先进治疗技术的出现,也为癌症提供了更多的选择。

但专家的意见有时也有分歧。外科医生往往会倾向于手术治疗,而内科医生及中医医生则往往主张保守治疗,这经常会令患者感到无从所适。

对于一些特点鲜明的疾病,医学界还是会有比较统一的观点的,如同样大小肺部肿瘤,位置长在中间的比位置偏一点的更加不适宜手术,年长体弱者以及身体本身附带其他疾病者更不适宜手术;再如对直径小于 3cm 的早期小块肝肿瘤,一般医生都建议手术,因为根治可能性比较大,而直径大于 5cm 者,有的医生认为手术可能有一点得不偿失。

总之,癌该不该手术,不能盲从。尽量多和自己的主治医生进行沟通,要权衡利弊选择最佳的治疗方案。

误区 76. 手术是癌症治疗成败的关键

事实上,如果肿瘤过大或生长在特殊部位,或肿瘤侵及大血管,或出现多处转移,或患者年迈,或有较严重的心肺功能不全和糖尿病的患者,就不适合手术治疗。即使可以手术,也不能完全杀灭癌细胞。手术只能把肉眼看到的肿瘤拿掉,对还未形成肿块的癌细胞和已经转移的癌细胞是无法切除的。

误区 77. 手术可切除所有癌细胞

实际上,肿瘤生长的位置、种类,患者的身体情况都会影响手术的施行。另外,早期患者即使做了"根治手术",治疗也并非一了百了,因为肿瘤是一种全身性疾病,手术作为一种局部治疗手段,有其局限性。

(1)手术有一定的适应证和禁忌证,并非每个患者都能手术。

(2)每个手术患者都要经历麻醉、手术切除肿瘤等过程,必然带来一定的危险,可能给患者带来生命威胁或功能丧失等。

(3)手术创伤大,年老体弱者不能耐受。

(4)手术是局部治疗,不能预防肿瘤远处转移。手术有时不能完全切除瘤灶附近的亚临床病灶而致术后复发。

(5)手术时可能会有残留的癌细胞,有时很可能因手术操作不当而造成种植播散。

所以术后需要及时采取措施,防止复发和转移。

误区 78. 只有做手术,癌症才算根治

许多人认为只有开刀做手术,癌症才算根治。在癌症治疗过程

中,患者家属往往会强烈要求进行手术治疗,将肿瘤尽快切除掉。即使癌症专科医生不建议做手术治疗,他们也总是四处求医,想尽一切办法要求手术治疗。然而很多患者获得的结果往往是"癌症没了,人也没了"。

癌症是人体内环境失调引起的,只要致癌因素不消除,机体环境仍处于"宜癌"状态,那么即使把癌症细胞"坚决、彻底、全部消灭掉",患者最终仍难逃转移复发的厄运。

误区 79. 单纯手术治疗

部分患者对癌症的治疗现状不甚了解,认为得了癌症手术切除就可以了;也有极少部分外科医生认为病期早,手术切除后不需再作其他治疗。这种观点对大部分良性肿瘤来说是正确的,但对癌症则不尽然。因为即使是早期癌症其转移率仍有 6%～20%,手术切除只解决了大部分局部问题,而现代医学认为癌症是一种全身性疾病,仅做局部治疗是远远不够的。曾有人对胃癌患者的正常淋巴结做微癌症检测,结果 46% 以上淋巴结有转移;早期乳腺癌手术切除标本周围微血管 1/3 可见瘤栓。也就是说,胃癌无淋巴结转移者有近一半实际上存有转移,早期乳腺癌 1/3 有血行转移的可能,而一个残存的癌细胞经过 30 次增殖后也可达 1 亿个以上,因此单纯手术治疗是不全面的治疗。

癌症外科手术治疗有其优势所在:癌症对于外科切除没有生物抵抗;外科手术治疗不像化疗或放疗,没有潜在的致癌作用;外科根治性手术,能治愈大量未播散的癌症;外科还能提供最准确的疾病范围的证据,是确定癌症病理诊断的最重要手段。

外科手术和放疗仅是局部治疗方法,而化疗、免疫治疗及中医中药治疗则属于全身治疗,将局部治疗与全身治疗方法综合应用,因病制宜,因人制宜,实行不同个体化的治疗才会收到良好的治疗效果。

知识窗

　　通常癌症的手术治疗包括根治性手术、姑息性手术、探查性手术。

　　(1)根治性手术:是指手术要把肿瘤及其周围一定范围的正常组织和可能受侵犯的淋巴结彻底切除。适合于肿瘤范围较局限、没有远处转移、体质好的病人。

　　(2)姑息性手术:适应于肿瘤范围较广,已有转移而不能做根治性手术的晚期病人,为减轻痛苦,维持营养和延长生命,只做切除部分肿瘤或减轻症状的手术,如造瘘术等。

　　(3)探查性手术:对深部的内脏肿物,经过各种检查不能确定其性质,需要开胸、开腹或开颅检查肿块的形态、鉴别其性质或切取一小块活组织快速冰冻切片检查等,明确诊断后再确定手术和治疗方案,为探查性手术。

误区 80. 忽视了肿瘤是全身性疾病的局部表现

　　单纯追求手术切除的范围一度成为时髦,以致达到"扩大切除术"、"超根治术"、"半体切除术"的程度。临床实践证明,单纯追求扩大切除范围并未达到提高疗效的目的,反而使手术的风险增大了,手术造成的病残也加重了,患者的生活质量也越来越差。

　　外科手术虽然是治疗癌症的一个重要方法,但其指导思想和原则仅仅依靠解剖学观点是不够的。如何正确地选择手术,制定手术方案,确定手术切除的范围,使患者通过外科治疗达到最佳的效果,这些问题需要结合解剖学、肿瘤生物学及患者个体的免疫状况来通盘考虑,才会获得满意的解答。

误区 81. 肿瘤切除了,病就治好了

很多患者及家属认为,肿瘤切除了,病就治好了。其实不然,恶性肿瘤具有转移性和侵袭性的特点。对于原发癌患者是可以动手术的,但如果已经转移到其他器官,就不要再动手术了。如果在一个器官发现较大转移癌,那肉眼看不到的无数小癌灶恐怕已蔓延到其他器官,因体积不大,所以 CT 无法得知,若要一一追踪转移的癌细胞,就必须切除体内所有癌组织。然而肺、肠、胃、肝等内脏手术属于大手术,手术后几周,患者无法进食,对癌抵抗力变弱,结果会导致癌细胞更自由的在体内"为非作歹"。

误区 82. 肿瘤是恶性的就不做手术了,良性的就做手术

经常听到许多患者朋友这么对医生说,特别是来自基层的患者朋友更多。存在这种观点原因有两个:其一,大家对"恶性肿瘤不治疗会致命,良性肿瘤不治疗一般不会致命"这一特点还不太清楚。其二,广大患者及其家属认为,恶性肿瘤患者多数治疗效果不佳并且可能要花许多钱,很可能会造成患者家庭人财两空;再者,大家的经济条件一般都有限,所以,一听说病变性质是恶性的就容易有以上的想法。但是,最想和大家说的是:这种想法和观点是最要不得的!得了恶性肿瘤如果一定要做手术,就必须做,因做手术可以救命。得了良性肿瘤可以观察,可以暂时不做手术。如果做手术、救命和经济条件产生了矛盾,当然应该选择手术和救命。因为生命是最宝贵的,人活一辈子都不容易,命和钱比较起来,当然后者是次要的、渺小的,也是暂时的。俗话说:留得青山在,不怕没柴烧!

另外,看病不能盲目听信朋友或左邻右舍的。虽然你身边的亲

戚朋友或左邻右舍是出于一片好心,但他毕竟不是一个医生,医学是专业性很强的行业,某种技术或治疗效果都是大量统计学的结果,都是有科学依据的。一个外行人给你传达的信息是欠科学的和偏差较大的,你根据错误的信息不会得出正确的结论。这样,你很可能选择不恰当的治疗方法,而贻误你的病情。所以说,这就是"好心"会没有"好报"。俗话说,隔行如隔山,说的也是这个道理。这样的情况在临床医疗中屡见不鲜,教训惨痛。希望广大患者朋友引以为戒。最好的方法是听从专科医生的建议。

误区 83. 癌症开刀后效果更差、更容易转移和扩散

这绝对是一种以讹传讹的说法。国际上公认对实体肿瘤治疗疗效最好的方法是外科手术,因为只有手术才可能将肿瘤从根本上切除干净,因此,手术是最直接、最有效,当然也是最好的方法。其次才是放射治疗和化学治疗。当然还有免疫治疗、中医中药的治疗以及近年来发展比较迅速的分子靶向治疗。

其实,决定手术效果的好坏,关键在于癌症发现的早晚。早期癌症手术后 5 年和 10 年生存率已经分别达到 70%～80% 和 50%～60%。很多肿瘤患者发现时病情并不严重,仍然有手术根治的机会,可就是患者或者其家属听信了这种歪理邪说而放弃了手术根治的机会,因而,也失去了生存的机会,这是最令我们所有人所扼腕叹息的。

误区 84. 手术切口越小越好

有些医疗机构盲目追求手术小切口或不恰当地应用胸腔镜进行胸部癌症手术,这点在肺部癌症治疗中一直存在争议。这些争议主要来源于对微创观念的狭隘理解,对微创外科与小切口手术之间关系的迷惑和混淆,对微创外科与传统癌症外科之间如何协调统一,以

及对微创外科观念的滥用。

微创外科的实质是在微创观念指导下的外科。这种观念体现在诸多方面。

(1)微创不局限于哪种手术方式和方法,它的终极目标是通过各种方法最大限度地减少对患者器官功能的损伤,有利于功能恢复。

(2)微创外科与传统外科(特别是癌症外科)之间相互联系、相互渗透。微创外科不能脱离传统外科而单独存在,传统外科也需要微创观念和微创技术支持,二者不能截然分开。一切微创技术的实施都不能违反癌症外科治疗原则,忽略胸部癌症的治疗原则而一味追求微创是不负责任和无意义的。

(3)微创外科不以切口大小为依据,也就是说,单纯的小切口并不等于或代表微创外科,重视微创外科的概念比单纯强调小切口有更深的含义。客观地讲,小切口手术只是达到微创目的的一种手段。无论何种切口都应遵循最佳术野显露、最接近病变、最安全可靠、最小创伤和尽可能美观这几个原则。

(4)微创外科是指能减少组织损伤,有利于功能恢复的治疗措施,因此广义上的微创外科应包括腔镜外科、内镜外科、介入放射外科、定向引导外科、远程医学,甚至包括显微外科和基因治疗等范畴。

新的医学模式将患者经过治疗后在心理和生理上得到最大限度的康复作为外科治疗的终极目标。因此,在不违反传统外科(癌症外科)治疗效果的前提下,尽最大可能减少因手术给患者带来的心理和生理上的痛苦是微创外科所追求的目标,且真正意义上的微创外科是"生物-社会-心理"医学模式的具体体现。

误区 85. 切除肿瘤就万事大吉

很多患者及家属认为,手术切除了癌肿就治好了癌症。而他们不了解癌症具有转移性和侵袭性的特点,可通过淋巴和血液向全身扩散,盲目乐观耽误了患者的后续治疗,最终影响患者生存质量。目前治疗癌症的原则是综合治疗,即从手术、化疗、放疗、内分泌治疗、免疫治疗、中医中药治疗中选择对某一癌症有效的几种手段综合运用。所使用的方法虽各有不同,但都强调综合,只做手术,放弃其他治疗,终将影响患者的生存质量。

误区86. 手术后不用做其他治疗,也不再需要复查

一般来说,肿瘤的治疗主要是以外科手术为主的多学科综合治疗。因此,相当一部分肿瘤患者为了更好的远期效果,手术后还需要配合化疗、放疗或者中医中药的治疗,目前新的化疗药物、新的放疗技术所引起的不良反应已经比以前大大减轻。再者,任何恶性肿瘤都有复发、转移的可能,所以手术后一定要遵从医嘱,定期找自己的主治医生进行复查。这样才能保证患者的最佳疗效,也可以让医生随时了解自己的健康状况,为自己的健康起到保驾护航的作用。

误区87. 反复手术,癌细胞转移到哪里就开到哪里

时至今日,癌症的病因尚未找到,对于大多数早期癌症患者来说,通过规范的治疗有90%以上能治愈。但对于大多数晚期癌症患者来说,适度治疗最重要,治疗的目的应该是减轻患者痛苦,提高生活质量,在此基础上延长生存时间。

我国有2/3的癌症一旦确诊就已经是中、晚期,已丧失了手术的机会。这2/3癌症患者中又有2/3是65岁以上的老年患者,他们普遍身体情况较差,绝大多数也同时患有高血压、心脏病、糖尿病等老年疾病,对治疗的耐受能力也差。此时,毫无意义的手术或盲目的进行大剂量联合化疗,治疗弊大于利,只会增加患者最后时光中的痛苦。

对于患者与家属来说,最好由专科医院对癌症疾病作全面的评估,然后再制定规范化、个体化的治疗方案,听从专家安排的治疗计划,不要一味相信所谓的某某新药、某某新治疗方法,切忌病急乱投医,做些不必要的治疗。

误区 88. 癌症复发就是手术失败

随着对癌症基础和临床研究的深入,癌症的治疗方法越来越多,如手术治疗、化疗、放疗、内分泌治疗、免疫治疗,等等。治疗癌症多采用外科手术为主、其他治疗为辅的综合疗法,外科手术只是整个治疗过程的一个部分。手术结束后一般都需要辅以化疗、放疗或其他辅助治疗。癌症是否复发和癌症的病理类型、分期、治疗方案等多因素有关,因此癌症复发并不代表手术失败。

癌症放、化疗误区

误区 89. 内科不能根治癌症

内科治疗癌症半个世纪以来已取得了令人瞩目的成绩,它已不再是仅起姑息作用的手段,而是对某些癌症可达到根治的效果。目前能通过内科治疗取得根治性疗效的癌症(治愈率30%以上)有淋巴瘤、睾丸癌、滋养叶细胞癌症、儿童神经母细胞瘤和急性白血病等;术后应用能在一定程度提高治愈率的有乳腺癌、大肠癌、卵巢癌和软组织肉瘤等。

误区 90. 放、化疗毒副作用太大,不采用

虽然放疗、化疗在杀死癌细胞的同时也会损害正常细胞,造成白细胞降低、恶心呕吐、脱发等,但对于手术后体内仍然存在的亚临床转移灶来说,化疗是全身治疗的手段,可以有效清除癌细胞。放疗作为一种局部治疗手段,主要用于癌症局部肿块的控制,但必须配合全身治疗才能达到更好疗效。放疗、化疗对癌症的治疗及对人体的副作用,双方是辩证的关系。对于晚期的癌症患者,如果放、化疗本身对患者的打击超过癌症对患者的打击,是否放弃放、化疗,这就需要医生来权衡了。而且针对放、化疗的各种副作用,目前已有很多药物可以预防和缓解。淋巴癌、睾丸癌通过化疗已经可以完全治愈。

误区 91. 治癌"谈放、化疗色变"

(1)化疗和放疗是可怕的

并不是所有的癌症患者都需要做手术和放、化疗的,如Ⅰ期胃癌正规手术后就不需再接受其他的治疗。放疗是一种局部治疗方法,对许多手术后残留的微小转移病灶放疗可以降低复发。鼻咽癌Ⅰ、Ⅱ期,何杰金氏病,早期喉癌,宫颈癌单行放疗即可达到根治。近年来的精确放疗使放疗副反应更低,局部治愈率更高。化疗领域内新型抗癌药物相继应用于临床,分子靶向性药物、癌症基因治疗、抗癌症转移、抗血管生成等方面研究也取得可喜进展,化疗辅助用药(如新型升白细胞、血小板、红细胞的各种刺激因子和新型止吐药物)、化疗保护剂、外周血干细胞支持或移植及化疗增敏剂的应用,不但增加了化疗剂量强度,提高了化疗的疗效,而且有效地减少了药物的副作用。

(2)放、化疗毒性大,患者难承受

用化疗杀灭它们仍然是必不可少的癌症治疗手段。虽然化疗"敌我不分",但癌细胞是畸形细胞,其功能和形态是不完善的,癌细胞比正常细胞更脆弱,抗癌药物对其杀伤力更大;正常细胞在化疗药物的作用下易于损伤后的修复,而且在药物剂量选择时,就是要选择自身机体能够承受而癌症细胞不能承受的药物剂量。

(3)过度依赖放、化疗对癌症的治疗

对癌症实施放、化疗会使癌症很快的缩小或消失,进而达到对癌症的临床治愈。但是,放、化疗的同时也会大量的杀伤人体免疫力细胞——白细胞,而使人体免疫力下降。这时,人们错误地认为,癌症既然消失了也就达到了治愈的目的。其实,患者如果放弃了恢复人体免疫力的治疗,癌症还会卷土重来。由于人体已经缺乏了免疫力,癌症细胞便"变本加厉"的侵袭机体,特别是晚期癌症患者,极容易造成患者死亡。如果医院在对患者进行放、化疗的过程中结合中医中药的"培本扶正"治疗或者患者放、化疗达到临床"治愈"后,再进行"培本扶正"就会避免或减少癌症的复发。

66

知识窗

　　培本扶正法据现代医学的理论主要有以下几点作用：①可提高机体的免疫功能；②可增强垂体-肾上腺皮质功能；③可增强骨髓造血的功能；④可减轻放、化疗的毒副作用，对放、化疗有增强作用。

误区 92. 不能正确认识癌症的放、化疗

　　（1）放、化疗确属"杀手"，但必不可少

　　肿瘤是一种全身性疾病，很多肿瘤在早期其肿瘤细胞就会从原发灶脱落而沿淋巴管转移到局部淋巴结，或被血液循环带到全身其他器官。这些细胞就像"种子"一样，一有机会便在其他器官上种植并生根发芽，从而形成体积很小、一般临床检查很难觉察的亚临床"转移灶"。这些转移灶或循环血液中的癌细胞单靠手术是无法切除的，而手术后的放射线照射这些转移灶，可防止或减少复发，手术后的化疗能杀死循环血液中的癌细胞。所以，放、化疗在肿瘤治疗中是必不可少的。

　　俗话说"是药三分毒"，放、化疗与所有医疗手段一样也不例外。化疗最大的特点是"敌我不分"，化疗药物随血液循环流经全身各处，在杀死肿瘤细胞的同时，也对人体正常细胞造成一定伤害，其中对免疫系统的损伤主要表现为骨髓造血功能受抑制，白细胞减少，免疫功能降低。与化疗相比，放疗是一种局部治疗，对免疫系统的损伤要小得多，它的副作用主要是放疗射线在杀死照射部位内癌细胞的同时，也损伤周围正常细胞，所以其造成的损伤往往局限于较小的区域，一般不会对全身情况造成严重影响。

（2）新方法问世，力保免疫功能

减少放、化疗的毒副作用，保护肿瘤患者的免疫功能，许多研究人员为此在不断努力。近年来，医学专家针对化疗最主要的副作用——骨髓抑制，开发了如粒细胞-巨噬细胞集落刺激因子和粒细胞集落刺激因子，它们能刺激骨髓造血能力，从而提高外周血白细胞数量。如果患者使用化疗药物剂量较高，还可配合外周血干细胞移植或自身骨髓移植，即在化疗前先抽出患者骨髓，待大剂量化疗高峰期过后，再将骨髓回输给患者。上述措施均能有效地保护患者的免疫功能。

目前，医学专家正在研制新一代"靶向治疗"，希望抗肿瘤药物只杀死肿瘤细胞而不损伤人体正常细胞。如针对乳腺癌基因的单克隆抗体——赫赛汀，在治疗乳腺癌时，可有效地杀死肿瘤细胞而不对免疫系统产生严重损伤。

三维适形放疗的应用，堪称放疗技术的重大突破。它利用先进的仪器，根据治疗部位的不同位置、大小和形状对其进行精确定位，从而在最大程度杀伤肿瘤组织的同时有效地保护周围的正常组织。

（3）关注饮食、锻炼，全方位增强免疫

保护人体免疫系统虽然可以依靠药物及一些医疗手段，但更重要的是提高免疫系统自身的抵抗力。由于免疫系统在发挥功能并修复自身损伤的过程中需要消耗大量能量，因此保障肿瘤患者的营养摄入始终是各种方法中必须首先考虑的措施。肿瘤患者必须摄入量足而全面的营养，接受放、化疗的患者由于消耗较大，需要高热量、高蛋白饮食，如鱼、蛋、肉类、豆类和乳品类等，还需摄入含有大量维生素和矿物质的蔬菜、水果类，同时还需适当地摄入能提供热量和必需脂肪酸的谷物类和脂肪类。

一些肿瘤患者在接受放、化疗时往往会因为恶心、呕吐等副作用而食欲大减。此时患者胃肠道并没有发生器质性损伤，呕吐后仍应继续进食。不过，有些患者因副作用严重而无法摄入足够营养，就要通过静脉将营养物质直接输入体内。

当然,提高免疫系统抵抗力单靠营养是不够的,体育锻炼同样重要。国内外多项研究证实,运动能加速人体血液循环,促进代谢与排毒。所以,肿瘤患者根据自己的身体,进行适当的户外锻炼,增加与外界接触的机会,可以促进生理和心理健康,进一步提高免疫功能。

误区 93. 癌症并发贫血也能放、化疗

癌症造成的贫血与其他慢性病造成的贫血有很多相似之处,表现为易疲劳、乏力、头晕、吞咽困难和头疼等。主要致病原因是癌细胞分泌的毒素刺激患者的造血系统,使人体内促红细胞生成素活性降低。同时,因免疫功能下降,利用铁的能力下降,而铁是制造红细胞的主要原料之一,铁缺乏会减少红细胞的数量,引起贫血。

癌症患者并发贫血的治疗反应极差,尤其是宫颈癌、头颈部癌、膀胱癌、肺癌,这些患者的疗效远不如单纯贫血的患者。这是因为,红细胞在人体内主要负责运输氧和营养物质。癌细胞在有氧的情况下,对化疗药和放射线的治疗才敏感。贫血的癌症患者,肿瘤组织缺氧,肿瘤就会增生不少血管。随着肿瘤新生血管的增多,癌细胞就会加速生长繁殖,而且增加了扩散转移的机会。因而,贫血会增进肿瘤发展,降低化疗、放疗的治疗作用。

目前对癌症贫血的治疗措施有三种:促红细胞生成素治疗、输血治疗、铁和维生素补充。其中,促红细胞生成素治疗是缓解癌性贫血的有效方法。促红细胞生成素是人体正常产生的激素之一,作用于骨髓造血干细胞,可增进红细胞生成。

当患者纠正贫血后,对化疗、放疗有特别好的反应,可减轻疲劳感及放、化疗的毒副作用,提高患者的思维和认知能力,改善患者心肺功能,提高患者生存质量。

误区 94. 放、化疗可以百分之百杀灭癌细胞

放、化疗其实只对正在繁殖的癌细胞产生作用,而对非繁殖期的癌细胞没有作用。另外,癌细胞的生命力极强,放、化疗使一部分癌细胞基因发生突变形成抗凋亡细胞,其繁殖的后代还是抗凋亡的,这时再用放、化疗效果就会很差。其次,放、化疗在杀死癌细胞的同时也会损害正常细胞,从而造成白细胞降低、恶心呕吐、脱发等剧烈的毒副作用。

误区 95. 放、化疗不能避免白细胞减少

白细胞是人体不可或缺的重要细胞,可以直接消灭外界入侵的微生物,是人体的防御力量。在一般情况下,外邪入侵时白细胞会升高,这是机体的正常反应,表明机体调动免疫系统防御侵害的能力。如果体内白细胞降低,失去了白细胞的"防线",将无法抵御外界致病因子,非常容易造成感染,轻的如口腔溃疡,严重的如败血症。

然而,肿瘤治疗中的"三板斧"——手术、放疗和化疗,都是伤害性很大的治疗措施。其中的放疗和化疗手段,主要的不良反应就是白细胞减少。因此,许多患者对放、化疗存在着疑虑。

(1)放、化疗不可"喧宾夺主"

放射线和化疗药物是治疗肿瘤的双刃剑,用它们的主要目的是消灭肿瘤细胞。但遗憾的是,它们"敌友不分",不可避免地对正常细胞有毒害作用。因此,绝大多数情况下,放、化疗会造成包括白细胞减少在内的一系列损伤,为人们所熟知的还有诸如血小板减少、器官损害等。极少数患者由于癌症初发,抵抗力很强,骨髓造血能力高,白细胞减少为一过性的。

过去,曾主张采用足量、足周期的放、化疗,以患者的耐受力为

限。但现在看来,这种做法并不可取,有效抑瘤的最小剂量越来越受到重视。放、化疗的适应证开始规范,患者的身体素质好坏、癌症种类和发展阶段都是要考虑的重点。目前由于利益的驱使、患者方面的不合理要求、医生水平的参差不齐,过度放、化疗有愈演愈烈的倾向,这犯了"喧宾夺主"的大忌。

放、化疗相比于人体自身的抗病能力,只能是从属地位,过度放、化疗会严重降低人体抵御外邪的正气,对患者的生命质量和生存时间都有很大的负面作用。经过多年研究,放疗的标准照射范围越来越局限,化疗的周期也呈现缩短的趋势,减毒增效取得了很大进步。与此同时,我国还开展了中药"零毒化疗"的工作,"零毒化疗"是一个形象的说法,是指达到了常规化疗的效果却没有一般化疗所产生的毒副作用。

(2)白细胞减少的治疗措施

白细胞计数低于 $4 \times 10^9/L$ 为白细胞减低,可表现为乏力、嗜睡等。由于白细胞水平和疾病的预后有很大关联,所以该指标历来为医生和患者所重视。

目前,治疗白细胞减少的手段越来越多,比较常用的有激素疗法、口服升白细胞药、注射集落刺激因子、输成分血等。其中,激素疗法的不良反应已广为人知,不可久用;维生素 B_4、鲨肝醇、肌苷等药物对升白细胞有一定效果,但不确切;注射细胞集落刺激因子是近年来发展起来的新技术,见效比较迅速,但白细胞持续低下的情况仍十分显著,一旦停用,白细胞水平会更为低下,有一点"竭泽而渔"的味道,不良反应包括肌肉骨骼疼痛、发热、胃肠道反应等;输注粒细胞悬液是直接补充白细胞的方法,但常常会使受者体内迅速产生粒细胞抗体而难以奏效。另外,注射细胞集落刺激因子和输成分血价格昂贵,效价比低。

除了这些手段之外,对付白细胞减少,中医药治疗是一种很好的方法,中药的品种众多,讲究相互的搭配,补气和补血药的联合应用,可以让白细胞持续稳定地上升。

（3）贯穿放、化疗全程的中药调理

提前干预比事后补救来得好，未病先防才是先进的思想。专家主张在放、化疗过程的前、中、后进行全方位的调理。

放、化疗之前主要增加"战略储备"，做法是中医辨证治疗加饮食调理。这一个时期比较强调补益之剂的应用，常用黄芪、人参、阿胶、黄精等中药；饮食上，要加强营养，多吃一些肝脏、瘦肉、豆制品及菠菜等生血食品。

放、化疗中可以应用一些减毒增效的中药，如补肾健脾扶正冲剂、升血调元汤等，这些方剂对于固护正气很有帮助，而且还有防止常见的胃肠道反应的功能。清热解毒、活血化瘀的中药还可以减少感染的发生率。一般情况时，"零毒化疗"即可解决白细胞减少的问题，如果骨髓抑制特别严重则需配合使用造血刺激因子等西医疗法。

放、化疗结束后，不同化疗药物对骨髓抑制的峰值时间不同，一般白细胞最低点为化疗后 5～14 天。化疗后采用"零毒化疗"之法，可以有效地升高白细胞，平均起效时间为 13 天左右，常用中药有苦参、土茯苓、桃胶（桃、李、杏、樱桃等树干分泌的胶）等。

总的来说，放、化疗后白细胞减少有相当的必然性，但同时又具有可恢复性。需要注意的有两点：①要防止过度放、化疗；②要在生活中注意保护。

白细胞减少的最大隐患是感染，所以要避食生冷食物以免消化系统感染，不去公共场所以免呼吸道感染，要控制亲友的探访，日常应注意休息。

误区 96. 拒绝化疗的应用

不少患者及家属听说化疗有严重的毒副作用，不愿接受治疗，任由肿瘤发展。化疗固然有恶心、呕吐、脱发等副反应，但近年来随着医学的发展,新的化疗药物不断涌现,毒副反应相对更小。针对化疗药物毒副反应的辅助药物更加完善,化疗的主要毒副反应已能够避免或大幅度减轻,化疗带来的负面影响逐渐减少,绝大多数患者均能完成治疗计划。事实上,恶心呕吐可用药物解除,脱了的头发还会再长出来,白细胞下降了还会升起来。

误区 97. 对化疗的错误认识

(1)患肿瘤不能化疗,化疗结果会适得其反

其实,早在上世纪 80 年代,专家通过临床观察就已得出结论:有效化疗营养支持疗法,较单纯依靠后者效果更好、生存期更长、生活质量也更高。遏制癌魔单靠"扶正"不行,同时还须"祛邪"。当然,大多数化疗药是杀伤肿瘤和正常细胞的"双刃剑",如使用不当,无疑会"雪上加霜"。因此,化疗用药要讲究辨证,根治肿瘤时应"穷追猛打",维持体力时须"细雨和风",二者缺一不可,机体才能平衡稳定。

(2)为了提高免疫力,化疗期间要多吃

众所周知,化疗药是造成消化道反应的重要原因之一,它会损伤胃肠道黏膜引起水肿,导致患者会拒绝接受食物。这其实是一种机体对胃肠道表皮细胞的"自我保护"反射,如果强行进食,就不能使它们"休养生息",甚至加重损伤。因此,饮食应遵循少食多餐、先稀后干、循序渐进的原则。

(3)化疗后要加强锻炼,以恢复和增强体力

化疗后,患者免疫系统最薄弱,此时应养精蓄锐、积累正气,过度消耗体力只会推迟康复。如果锻炼身体,务必视自身的具体情况而定,要循序渐进,不可操之过急。

(4)化疗只是辅助手段

手术和放、化疗有如"三兄弟",早已成为抗击恶性肿瘤不可或缺的重要手段和有机组成部分。实践证明,有许多癌症,如急性淋巴细

胞白血病、肾母细胞瘤、睾丸肿瘤等均可通过化疗而治愈。此外,部分肿瘤病例在局部治疗后,也可采用化疗方法来提高生存率。

(5)化疗只适用于晚期癌症患者

越早期的肿瘤病例,治愈的机会越大,所以在早期通过规范的抗肿瘤化疗是有可能治愈肿瘤的。假若早期没把握住最佳时机,或没有使用合理规范的化疗,则易造成耐药性,给后续治疗带来极大困难,影响到疾病的根治,甚至危及生命。

(6)化疗会"敌我不分"

由于癌症细胞与正常细胞间缺少根本性的代谢差别,因而,抗癌化疗药不能完全避免对正常组织的损害。但各种抗癌药都有其特性,不良反应也有不同程度的差别,如有的药对骨髓抑制强,有的药对消化道刺激大等。医生会仔细分析患者的情况,选择正确的药物、准确的剂量、适当的方法来联合组药,最大限度地减少其毒性,增强疗效。随着科学的发展,新的肿瘤化疗已渐渐走出"敌我不分"的年代了。

(7)化疗患者要卧床休息

对化疗患者出现药物副反应和患者表现出的痛苦,传统的做法是让患者卧床休息。但德国医学专家通过临床实践做出报告说,采取散步等积极运动的方式,可以增强患者战胜疾病的信心,增强其对化疗的生理和心理承受能力,增强患者的自我价值感和对生活的信心,患者的心脏和血液循环功能比原先大大改善,接受这种治疗方法的患者后来都能顺利地通过化疗期。

(8)化疗期间要忌口

癌症患者极容易出现食欲不振、恶心、呕吐等症状,如不加强营养,会发生营养不良,身体抵抗力降低。所以,在化疗期间必须重视营养的补给,如糖、脂肪、维生素和蛋白质等要提供充足,尽可能少食多餐,多吃易消化的食物。在食品的种类上不要有太多的禁忌,且鲫鱼、鸡肉等都是极好的营养食品。

（9）化疗药物用得越新、越贵、越多越好

现在，每年都有新的化疗药研制上市，临床应用的癌症化疗药物也有数十种。临床对癌症患者实施化疗前，要根据患者的病种、病期、年龄和身体等情况进行综合分析，而不是首选新药、高价药，否则，不但没有给患者带来更好的疗效，反之给患者增加不必要的经费负担。另一方面，在肿瘤内科治疗中常联合多种治疗手段，如化疗、内分泌治疗、支持对症治疗和生物治疗等，但这种联合应用绝不是简单相加，越多越好。

误区98. 化疗的毒副作用不可消除

化疗是当今治疗肿瘤的重要手段。但由于目前大部分化疗药物"良莠难分"，在攻击肿瘤的同时也杀死了许多正常细胞，从而引发了一系列不良反应。

那么，肿瘤患者应该如何度过化疗毒副作用这一关呢？

（1）消化道反应。在呕吐较重时，宜从食用米汤、鲜藕汁等"和胃"的食物开始，使胃肠道在吸收营养的同时得以充分休养。随着食欲的恢复，可以吃蛋羹、肉末粥、挂面汤等半流质食物，然后再逐渐恢复正常饮食。

（2）白细胞降低。除使用刺激造血的药物外，还可多吃一些红枣、花生、猪肝、菠菜、豆腐及其他富含蛋白质的食物，或在医生指导下食用一些阿胶、西洋参等。

（3）心、肝、肾功能损伤及口腔黏膜、皮肤溃疡，需要在医生指导下治疗，仅靠食补是不能复原的。

（4）脱发。在用药的同时，可配合食用一些核桃仁、蜂蜜、黑芝麻调成的羹糊，可帮助长出新发。

化疗后的饮食原则应概括为"吃得下时就吃，吃得下多少就吃多少"。

误区 99. 对化疗的期望过高

临床中,常有患者对化疗的期望过高。其实,不全是如此。

(1)有些患者化疗可"治愈"

高度恶性淋巴瘤、小细胞肺癌、睾丸癌等癌症,生长速度快,对化疗药物敏感,往往在开始治疗时就要大剂量化疗,以彻底消灭癌细胞。如中途停止化疗,可诱发癌症抗药能力,难以彻底控制病情。

(2)有些患者化疗只"缓解"

肝癌、肾透明细胞癌等癌症,现有化疗药物对这类癌症作用不大,即使增加剂量、延长时间,疗效也不明显,反而毒副作用会增强。因此,这类癌症化疗只是缓解患者痛苦,并非彻底治愈,一般是点到为止。

(3)有些患者化疗只是"辅助"

非小细胞肺癌、乳腺癌、胃癌、食管癌、大肠癌等消化道癌症,以及卵巢癌等生殖系统癌症,何时化疗则要因瘤而宜。

患者的癌肿如被切除,此时化疗称为"辅助化疗",用药时间根据临床分期、恶性程度而定。术后复发、转移或就诊时不能切除的癌肿,化疗多为缩小癌肿,争取长期维持,这时化疗称为"姑息化疗",目的是为抑制癌症生长(并非消灭),与人体和平相处。

因此,化疗到底要治疗多久应因人而异、因病而异、因药而异,不能一概而论,同时还要积极配合医生进行免疫支持、姑息减症等其他治疗。

误区 100. 接受化疗不能吃、不能睡

一位胃癌患者听说化疗不仅让头发掉光,而且不能吃、不能睡。因此,他在住院期间,不愿意接受医生为他开出的化疗方案,只同意

吃一些中药治疗。

其实,近年来随着医学的发展,化疗的主要毒副反应已能够完全避免或大幅度减轻,绝大多数的肿瘤内科医生均已经掌握了预防和处理化疗毒副反应的技术。而实际上随着治疗手段和药物不断进步,癌症患者化疗反应越来越小,甚至相当一部分患者没有呕吐症状出现。

误区 101. 多做几次化疗更保险

有些患者认为,只要医生还在给自己化疗,生命就会继续。但是,殊不知这其中隐含着要命的过度治疗,过度治疗给治疗周围组织造成了不可逆的损害。过度治疗的一个重要原因就是"以瘤为本",而不是"以人为本",只是一味盲目追求"治愈"。

癌症是细胞过度增生、分化异常的疾病,化疗药物有细胞毒和促进分化作用,所以化疗可以杀死癌细胞、促进分化,从而治愈癌症。但化疗在取得疗效的同时,也会出现严重的毒副反应,对人体造成损伤;同时化疗会抑制患者免疫功能,这反而助长了癌细胞的生长;多次化疗、反复刺激,会加剧癌细胞的耐药性,降低化疗效果,一般化疗6次后效果就很差了。

正是由于这些原因,化疗有严格的疗程和剂量规定,使用时不能过于相信化疗的抑瘤奇功而擅自加量。比如乳腺癌术后,一般情况下 6 次化疗就达到目的了,超疗程使用,患者 5 年生存率并没有提高,生活质量反而明显下降,有些体质较差地出现了"一边化疗,一边扩散、转移"的情况。更有一些患者盲目追求大剂量、多疗程治疗,结果导致了"瘤去人亡"的悲剧。

因此,化疗并不是"多做几次化疗更保险",我们要科学地认识和恰当地使用化疗,在化疗的同时需要配合服用增效减毒的药物,让化疗更好地为患者的健康服务。应切忌过度治疗,以免造成不可逆的损伤，使得其他治疗也难以恢复，或者盲目追求迅速治愈而加速患者的死亡。

> **知识窗**
>
> 如何科学的进行放、化疗？
>
> （1）要规范放、化疗的疗程和剂量。放、化疗次数并非越多越好，大部分肿瘤化疗 4～6 个疗程就够了，再进行更多疗程并不能延长生存期，患者生活质量反而会大幅降低。
>
> （2）提倡联合用药。不同作用时期、不同作用机理、毒副反应不同的 2～3 种化疗药物联合使用，能够增强效果，降低毒性。
>
> （3）对于已经出现的毒副反应，需要及时进行对症治疗，必要时应暂停放、化疗。
>
> （4）同时进行放、化疗虽然疗效可能增加，但毒副反应也可能增加，故一定要慎之又慎。

误区 102. 化疗代表"万事大吉"

癌症患者经过辅助化疗之后，并不代表就此"万事大吉"、"高枕无忧"了。那些处于休止状态的癌症细胞，一旦逃过化疗攻击，就会有"生根发芽"的可能，给患者带来潜在威胁。如何消除这一潜在威胁？中医药在这方面可发挥它的长处。中医治疗注重扶正培本，通过扶助正气，压抑邪气，提高身体的抗病能力。已有研究明确显示，部分扶正的中药可提高机体免疫功能，调节 T 淋巴细胞系统，达到有效的抑制癌症的作用。中医辨证治疗也可使处于休止期的癌症细胞长期停留在休眠状态，最后凋亡，这样就可有效预防癌症的复发与转移,使患者的无瘤生存时间延长。

误区 103. 进口新药更有把握治愈癌症

这种看法不完全正确。

进口新药质量确实不错,有些国内还不能生产,不菲的价格更为其增添了一份神秘感。然而,就国内现在的收入水平而言,许多进口抗癌新药是绝大多数患者难以问津的。

在现代人类认识水平上,现有的抗癌药物都做不到让患者全部药到病除。只要是被批准合法用于临床的,无论谁声称其科技含量多高,创新点多少,都存在有效率的问题,即一定数量的患者,一部分可能有效,一部分可能无效。新药和老药之间,贵药与便宜药之间,进口药与国产药之间,其实只是疗效的百分比或药物的副作用之间有所差别。用了进口新药、贵药,癌症就能治好,不见得;反之,则有治不好的病例。

另外一个重要的问题是,由于人和病的复杂性,药品和家电机械之类的产品有很大不同。一般而言,后者总是新产品性能更好,药物却常常不是如此。新药在全面进入临床应用之前,其有效性和安全性虽已经过认真验证,但毕竟时间有限,患者数量又较少,总可能有些问题没有暴露出来,因而无法苛求医生在用药之前就做到完全胸中有数。随着临床应用经验的日积月累,有可能发现不少新药的临床效果并不像刚上市时宣传得那么好,有些甚至还有严重的副作用。老药则不同,医生们对其"脾气"十分了解,应用起来得心应手,因此,某种程度上反而于患者有利。

还可以用个通俗的比喻,新药与老药、进口药与国产药、贵药与便宜药就像不同级别的宾馆,基本作用都是让人睡好觉,但高档次与低档次宾馆对人的睡眠质量并无根本影响,只是在感觉上,至多在舒适程度上有所差别而已。患者大可不必因未用上新药、贵药、进口药而遗憾。当然,进口药通常效果稍好,副作用较小,经济承受力允许的患者不妨使用。在常用药物治疗失败的情况下,进口新药也可以给医生一种选择的余地。

误区 104. 化疗药物价格越贵,疗效越好

许多人认为,抗癌药物越贵,治疗的效果就越好。其实不然。因为癌症是一种错综复杂的全身性疾病,患者与患者之间的情况更是千差万别。那些昂贵的药物有可能对一部分人比较适合,但绝对不是全部适用。

抗癌新药的不断研制并上市,给癌症患者带来更多的生命希望。由于目前研制化疗药物的资金投入巨大、原料来源奇缺、生产工艺复杂等多种因素,使得目前临床使用的药品价格都比较贵。但是不是药物价格越贵,疗效就越好呢? 当然不是。现临床常用的癌症化疗药物有数十种,分为几大类,如烷化剂、抗代谢药、植物类药、抗生素类药、内分泌类药及其他等,各种药的抗癌作用机制均不相同。而临床对癌症患者实施化疗前,要根据患者的病种、病期、年龄、身体状况以及既往治疗情况综合分析后,才设计联合化疗方案的,而并不是首先选择高价药。

任何药都有其自身特点,有其临床适应证。一些新药有了更好的疗效,但又出现了一些新的不良反应,一些老药在临床上还有很多很好的作用。因此,不要盲目追求新药。

患者一定要只选对的! 只有辨证施治,选择适合自己的疗法和药物才是上善之举。

误区 105. 因恐惧化疗而减量

目前,绝大多数人认为,化疗没有什么效果,还会使患者出现严

重的恶性呕吐；有人还说，一化疗就化趴下了，就化死了。

就目前的资料看，化疗可以治愈的癌症有恶性淋巴瘤、恶性滋养层细胞癌、生殖细胞癌、儿童肾母细胞瘤、儿童尤文氏瘤、神经母细胞瘤，化疗使手术切除后的乳腺癌年平均死亡危险性降低了 $14\% \sim 17\%$，使乳癌年平均复发危险性降低了 $20\% \sim 24\%$；化疗使晚期非小细胞肺癌中位生存期延长了 $3 \sim 6$ 个月。因此，化疗对大多数癌症是有效的，是癌症治疗的主要手段之一。同时，现在可供选择的化疗药物很多，治疗恶心呕吐、白细胞减少等药物较以前也多，并且效果很好。使用足量化疗加辅助性药物，已能使 85% 以上的患者无明显的恶心呕吐，严重的白细胞减少患者也很少。因此，在患者一般状况良好的前提下，要化疗就应该给患者以足量化疗。

误区106. 不遵医嘱随意停药

癌症治疗切勿"见好就收"。不少癌症患者在发病之初曾进行积极的治疗，而且花多少钱都认可，如手术切除、放疗、化疗等，当癌瘤切除或放、化疗后病灶消退，便以为完事大吉了，不想继续用药了，以至巩固性治疗没跟上，造成肿瘤的复发和转移。究其原因在于这些患者被"癌灶已消失"的假象所迷惑，不了解癌症形成的机理及其病因，天真地认为此类疾病也像感冒、肺炎一样通过打针吃药就可以解决问题。或片面理解一些医学术语，如"某某癌根治术"、"临床治愈"等，殊不知"根治术"并非根治，只是手术范围的扩大而已。

由于科学家们尚未完全弄清楚癌症形成的机制及其病因，不能有效地进行病因预防和早期诊断、治疗，目前除少数癌症可早期发现并通过积极治疗有可能治愈外，多数恶性肿瘤一经发现往往已属中、晚期，治愈较为困难。其中一些恶性肿瘤虽手术切除或放、化疗后病灶消退，但如不采取必要的后续治疗则有可能复发或转移。手术治疗中，尽管癌灶已被切除，但不排除病灶切除不净或癌细胞产生播散、种植的可能性。某些患者在放、化疗后,癌肿虽已消退,但癌细胞有可能处于抑制状态或"休眠"状态,一旦内环境改变,时机成熟便会"死而复生"。另外,少数人还因免疫失调、遗传易感性、放疗、化疗之远期毒性等发生第二癌或重复癌。

由于癌症属终身病,患者需要长期的治疗,而化疗、放疗又有许多不可避免的副作用,使人不易接受和不能坚持下去,那么,首当其冲的就要中医中药治疗了。中药治疗肿瘤,立足于全身,既辨病,亦辨证,从整体上调节人体的抗肿瘤功能。现代药理学研究结果证明,中医药能够有效地抑制细胞基因的突变,防止细胞转化为癌细胞。肿瘤患者只有按照医生的要求坚持服药,方能达到延长生命、防止复发转移而达到临床治愈的目的。要切记,初患癌症在病情不稳定期间,必须连续 3 年坚持用药,不可随意间断,才能达到理想的治疗效果。等过了 3 年,病情基本进入稳定期,可以间断服用,注意服药时间掌握在季节交替之际,尤其是每年春天万物生发之时必须服药,绝不可认为自己现在恢复得不错,所谓症状良好,就放松警惕,自作主张,停止服药,一旦痼疾乘春季或体虚之时出现复发及转移病灶,将悔之晚矣。

误区 107. 重手术轻放疗

放射治疗,简称"放疗",是癌症治疗的主要手段之一。放疗适用范围很广,70%以上的癌症患者需要进行放疗,但并不是所有患者都适合做放疗。

在人们的观念中,手术是治疗癌症的主要手段,放疗、化疗只是配合手术的辅助治疗方式。但如果等到不能施行手术时,才想到放疗和化疗,往往会错过最佳治疗时机。

放射治疗是利用各类加速器所产生的不同能量的 X 线、电子射线、中子射线、质子射线以及放射源释放出的 γ 射线等的电离辐射来杀灭癌细胞。根据使用设备和技术的不同,大体可分为常规放射治疗和现代放射治疗。根据放射治疗的目的和方法不同,又可分为根治性放疗、姑息性放疗、术前放疗、术中放疗、术后放疗等。

常规放射治疗是在 X 线模拟定位机下确定照射范围,通过钴 60 治疗机或直线加速器实施照射的放疗技术。主要适用于癌症较大、范围较广,或癌症对放射特别敏感以及骨转移等的姑息治疗。

现代放射治疗主要包括调强放射治疗,立体定向放射治疗,三维适形放疗,头、体部伽马刀等。适用于早期癌症、小癌症和结构复杂的癌症,可达到类似于手术的根治效果。

近年来,"常规放疗＋立体放疗＋伽马刀"的综合治疗模式,已经形成了放疗三部曲。针对不同的癌种及患者的病情,陆续出现了许多先进的放疗设备,如超声刀、亚氦刀、粒子刀,在 PET/CT 定位下都能准确杀死癌细胞。放疗技术发展到今天,已经拥有许多先进的设备,手术可以做到的,放疗也能做到。手术中遇到的难题,也许放疗能够解决。

癌症其他治疗误区

误区 108. 基因治疗是"万能药"

（1）基因治疗颇具潜力

目前，癌症的治疗已处于瓶颈阶段，有必要挖掘新型、有效的方法，基因治疗就属于比较有潜力的一种。随着对肿瘤研究的不断深入，人们开始尝试采用生物方法，针对肿瘤发展进程中的不同层面进行治疗，并且已经取得了令人欣喜的效果，肿瘤的生物治疗及靶向治疗必将成为最有前景和最活跃的领域。将一个治疗基因"捆绑"在"病毒"上，随后放进细胞体，通过细胞的体内流通，使治疗基因渗入肿瘤"根据地"，从而"摧毁"癌细胞。这种名为"基因治疗"的治癌方法极具应用潜力，如运用得当，有望成为人们攻克癌症的利器之一。

（2）癌症可作为慢性病治疗

得了癌症一定要斩草除根，即便赔上老本也在所不惜——这是目前绝大多数患者对待癌症的治疗态度。可以把癌症当做一种像糖尿病、高血压一样的慢性病，让患者与之长期安全共存，以最大限度提高生命质量，控制和减小癌症的危害。这样的观念正在被国际医学界所普遍接受。人的一生都是与疾病共存的，找到一种有效、低毒、经济的治疗方案，让患者与肿瘤处于共存状态，也不失为癌症研究和治疗的方向。

近年来，随着分子生物学研究的进展和对肿瘤发病分子机制认识的深入，以细胞受体、关键基因和调控分子等为"标靶"的肿瘤基因治疗手段开始进入临床，人们称之为"分子靶向治疗"。这些手段包括具有靶向性的表皮生长因子受体阻滞剂、针对某些特定细胞标志物的单克隆抗体、针对某些癌症基因和癌症细胞遗传学标志的药物、抗肿瘤血管生成的药物、抗肿瘤疫苗和病毒靶向性基因疗法等。这些分子生物学以及靶向疗法的进展,可延长对肿瘤的控制,同时降低药物的副作用,使得癌症对人类的危害不再像人们传统认识的那样大。美国肿瘤学会发布的最新数据显示,癌症患者治疗后的 5 年存活率平均已达 65%;在我国一些较发达地区,癌症患者治疗后的 5 年存活率也达到 50%以上,这为把癌症作为慢性病来治疗提供了可能。

误区 109. 一味期待靶向治疗

癌症靶向治疗是近年来癌症研究的新进展,它是力求给癌症组织较高的杀伤,而对正常组织较小的影响。它包括精确放疗(如调强、粒子植入)和靶向药物治疗(如格列卫、赫赛汀、P53 基因等),这些治疗方法价格昂贵,也非所有患者都可适用,需根据具体情况才能使用,且处于起步阶段。

误区 110. 各种"刀"优先选用

目前应用于临床治疗肺癌的方法除手术、放疗和化疗外,还包括 γ 刀、X 刀(又称光子刀)、质子刀、超声聚焦刀和聚能刀、激光刀、氩氦刀、射频消融、全身热疗等。我国现有 γ 刀多达 40 多台,在世界上名列前茅,超过了美国。有些医疗机构宣传 γ 刀能"不开刀、不流血治疗肺癌",并可达到"95%的效果",误导了许多患者。进行 γ 刀等治疗一定要慎重选择,不可盲目应用。正确的适应证包括手术后还有残留、癌症复发、年老体弱或拒绝其他治疗方法的患者。

滥用以上治疗方法会造成不良后果:一是达不到治疗癌症应有的目的,可能会有一些病灶缩小或消失,但对减轻患者痛苦和延长寿命并没起到任何作用;二是治疗后癌症很快就会复发;三是引起放射性损伤,不仅没能减轻患者的痛苦,反而增加新的痛苦;四是增加患者不必要的经济负担。

误区 111. 晚期癌转移仍开腹腔

晚期癌症出现转移的患者中有非常大一部分不宜首选手术治疗,而是以药物治疗为主,早期肿瘤患者则是以手术为主的多学科综合治疗。目前,临床上不能进行规范化治疗的肿瘤患者比较多,主要原因在于有的患者病急乱投医。另外,不少患者对于药物治疗不了解,以为只有开刀才最有用。实际上,药物治疗的方法有很多,有常规化疗、大剂量时辰化疗、小剂量持续滴注化疗、抗肿瘤血管治疗、肿瘤生物治疗、中医药治疗、镇痛支持治疗、分子靶向治疗等。

误区 112. 晚期癌症"过度治疗"

所谓肿瘤的"过度治疗",是对肿瘤患者所做的一些没有必要、无益的治疗。比如,有的晚期肿瘤患者已经多处转移扩散,如果没有出现危及生命的并发症如梗阻、大出血等,则手术无益;有的患者经过多周期化疗后,骨髓功能严重受抑,部分脏器功能受损,身体极度虚弱,此时再强行化疗则会增加痛苦,加速死亡;有的患者由于过度放疗引起的后遗症,往往难以逆转,生活质量大大降低。

抗肿瘤药物和其他抗癌手段的基本原理都是利用它们强烈的细胞毒性作用来杀灭肿瘤细胞,故一般都有毒副作用大、治疗不彻底的缺陷。世界卫生组织的统计资料表明,几乎所有化疗药物的致病作用与其治疗作用是等同的,也就是说,应用某一化疗药物治疗某一疾病的同时会潜在的引发另外一种疾病。目前,在临床上公认的放、化疗方案、周期和强度,都是全球范围内大规模临床试验的总结,是循证医学的结果,而不是某几位专家坐在办公室想出来的,所以,放、化疗方案是不能随意增减的。

出现"过度治疗"的根本原因是错误观念误导,是"以病为本",而不是"以人为本"。部分医生在接诊肿瘤患者时,以"经济利益"为首要目的,往往首选本专业熟悉的治疗方法,失败后才考虑其他方法,这不仅增加了患者的经济负担,还延误了最佳治疗时机。也有不少患者不懂科学治疗,不听医生劝告,盲目要求超标准、高强度的放、化疗,希望能将体内的癌细胞消灭干净,即使出现了严重的毒副反应还咬牙坚持,结果出现了"一边放、化疗,一边扩散转移"的悲剧。

误区 113. 癌性疼痛不使用止痛药

晚期肿瘤的疼痛是影响患者生存质量的重要问题。可是,不少患者及其家属,甚至包括少数医务人员,却错误地认为肿瘤晚期患者不到万不得已不可用止痛药。他们担心过早使用止痛药,以后疼痛加重时止痛药无效;担心止痛药的不良反应;担心一旦使用,便无法停药;担心成瘾等。针对这些情况,世界卫生组织在 20 世纪末已制定了具体的三阶梯止痛法,我国也已逐步推进。对待癌性疼痛,主张尽早、足量、定时、个体化给药。阿片类药物芬太尼是晚期肿瘤患者较好的第三级止痛药物。目前不主张使用杜冷丁。

误区 114. 为患者减压,隐瞒病情

癌症患者被确诊后,不少患者的家属便编造出种种说法或做假病历,隐瞒实情,以消除笼罩在患者心头的阴影。然而,随着时代的进步和医学技术的高度发展,传统的癌症保密策略已受到新的健康疾病观的挑战。

让癌症患者了解真实病情是实施新的疾病健康理念的体现,是

有利于癌症患者的治疗和康复的。据悉,临床医疗中,医生常常面临这样的无奈:因为家属不同意告诉患者实情,结果患者不配合,不得不放弃术后继续治疗;有些预后很好的癌种本可以存活较长时间,由于未做常规治疗,很快就复发转移了。我们应该相信,患者知情后,一般会积极参与和配合治疗。因为求生欲望是人性的本能。一个热爱生命的人,一个心理健康的人,当他们得知自己患癌,恐惧、沮丧之后定是坚强。因为他们懂得与其坐以待毙,不如奋起抗争,搏一回。而这正是治病康复最最需要的心理佳境。

其实,随着人们文化水平的提高和癌症防治知识的普及,想对患者隐瞒实情是瞒不住的。那种不能自圆其说的谎言只会增加患者的心理负担,人为地给治疗和康复带来更大的损失。某报刊曾报导:有一位建筑公司的老板查出患肺癌,家人告诉他是患"肺结核",以致未做癌症常规治疗。结果不到一年,癌病灶全面转移。后来,当他得知患癌时,十分痛惜地说:"早知道患癌症,我决不会又进那么多建筑材料,我会竭尽全力去治病。"临终前,他对两个做主不告诉他的哥哥耿耿于怀。由此可见,对患者隐瞒实情,其结果只能是眼睁睁地看着亲人错失一个个治疗良机而提前走向坟墓,这是多么沉重的悲哀。

误区 115. 缺乏心理治疗

有些患者一旦患了癌症,就错误理解为"癌症＝死亡",产生紧张、恐惧、疑虑和痛苦的心理反应,这些都是能理解的。但紧张、恐惧、疑虑和痛苦是无法使疾病好转的,相反却会加重病情的发展。那么患者应当怎样才能从中解脱出来,正确对待疾病,从而战胜疾病呢?

(1)生活规律:在家疗养期间,要以乐观的精神去战胜疾病,将每日生活安排得井然有序,每月按时检查。生活要有规律,按时起居,配合适当的户外活动及锻炼,如保健操、太极拳等,以及必要的文娱活动。

（2）要搞好饮食，加强营养：少吃肥肉，多吃蔬菜和水果，戒除烟酒。经过治疗之后当终生随访，随访可尽早发现有无复发癌灶或转移病灶，做到及早发现，及时采取相应治疗措施。

（3）面对现实，配合治疗：经明确诊断为癌症，就应积极配合医生，完成各种治疗计划使之获得治愈。千万不要增加精神负担，甚至精神崩溃，这样只会加重病情，而且即使采取了正规的治疗，其疗效也不如一般人，预后也相应会差。患者要做好忍受一切治疗所带来的痛苦和并发症的思想准备，尽可能配合医生，使整个治疗计划得以顺利完成，为战胜疾病创造良好条件。

（4）进行积极的心理疏导：一般来讲，癌症患者都会有紧张、恐惧和焦虑等情绪反应，这是常人所难以体会得到的。而且，随着治疗的深入，他们还面临着比其他患者更为错综复杂的人际关系和心理活动，加之目前社会上普遍存在的恐癌心理、周围人们的紧张、过分的关怀无形中加重了他们的心理负担，而表现为或否认或在精神上解除武装，不积极配合治疗，甚至拒绝治疗；或因为心理因素造成治疗后的预期性反应过度，而使治疗不能按期完成；还有因心理负担而造成饮食、睡眠不佳，而使身体状况逐日下降者；甚至有人因绝望而自杀。鉴于上述种种，对癌症患者进行积极的心理疏导就显得尤为重要：满怀同情之心听取患者倾吐心中的苦闷、忧愁、怨恨、委屈和不幸，无须提任何意见，涉及个人隐私的要注意保密；听完患者倾吐后，给予积极的评价和科学的指导，使其获得心理上的满足，从而调动体内的免疫力量，增强抗癌能力。

（5）筑起战胜癌症的心理防线：大量的事实告诉人们，患了癌症之后，持一种乐观、积极向上的态度，主动参与治疗的人都可以在不同程度上得到康复，甚至可以出现奇迹。国内外癌症患者中，疗效好、生存久者都有与癌症顽强斗争的经历。专家发现，有些癌症未经治疗就自行消退，甚至有人长期与癌共存而不影响寿命，这些人大都为情绪乐观者。这表明,精神状态越好,越能增强机体免疫功能,对癌症的抑制能力也越强。所以,在癌症患者心中筑起一道心理防线,乐观豁达,坦然面对,将会在康复的过程中起到举足轻重的作用。

误区 116. 陷入复发阴影不能自拔

在住院时,癌症患者只有一个目标,那就是生存,这使他们没有时间想别的事情。再加上在这段时间内,亲朋好友的不断关怀和陪伴,使他们感到充实。然而,在出院后的康复期,一些癌症患者的心理后遗症常常比癌症后遗症更严重,且更早出现。此时,患者暂时可以不再跟死神搏斗,但癌症复发的阴影又挥之不去,眼前不知以什么为生活目标。加上久病之后,亲友在病床前的走动探望转疏,令他们开始质疑自己在亲人心中的位置和存在的价值,这时患者往往有明显的心理障碍。心理的不健康会抑制机体免疫系统,而免疫功能的下降,会重新诱发患者对癌症的恐惧情绪,使患者陷入过度的精神压力之中,以致病魔再次乘虚而入。

那么,如何建立健康的心理呢?首先,要有坚强的意志,也就是说,患者自己一定要具有能继续生存下去的信念。因为只有树立了这样的信念,才能调动患者的主观能动性,增强机体抗病能力。其次,可以采取一些心理松弛方法,如静坐等,以起到减轻心理紧张和松弛机体的作用。再次,可以在医生指导下采用有针对性的药物。此外,适当安排娱乐活动也有助于患者心理健康。

误区 117. 过度照顾癌症患者

(1)关怀照顾过于无微不至,甚至连挤牙膏、拧毛巾这些小事都包办代替,像对小孩子似的,生怕累着患者。这样可能使患者认为自己已是一个废人,自己的存在只能给社会和家庭带来负担和麻烦,从而丧失生活的信心。另一方面,有些患者经过放、化疗等治疗后体力较差,往往会对别人的帮助产生依赖心理,从而放弃活动和锻炼的机会。

(2)探视患者时在其面前表现出明显的怜悯与同情,和患者一起埋怨老天不公,甚至和患者一起掉眼泪;或是与其交谈时小心翼翼,目光不敢对视,顾左右而言他,甚至连一个与病相关的"敏感"字眼都不敢提等。这些都会产生负面效应,使患者感到悲伤、孤独和压抑。

(3)过于频繁的探视会影响患者休息,同时也往往会给患者心理造成很大压力,认为自己得了不治之症,自己剩下的时间不长了,从而也会产生悲观绝望的情绪。

(4)隔断患者与社会的联系,这样做的后果是使患者的孤独感增强。

(5)日常生活上过度放纵或限制。有的不管有无科学依据,限制患者这也不能吃,那也不能碰。而有的则认为患者反正活不久了,尽量满足他们的要求,让他们想抽烟就抽烟,想喝酒就喝酒,想吃什么也尽量满足等。这些不良的生活方式反而加重了疾病。

癌症镇痛药使用误区

误区 118. 使用镇痛药越用越上瘾

林女士是一位卵巢癌患者,确诊时癌细胞已转移。于是,剧烈的疼痛就开始成为她每天都必须面对的一大挑战。是否使用吗啡制剂让林女士犯难,一方面她担心使用之后像吸毒的人那样成瘾,另一方面又害怕难以忍受的疼痛。

其实,躯体依赖不等同于精神依赖(成瘾,药物依赖)。躯体依赖是指使用镇痛药一段时间后,机体对药物产生耐受;而精神依赖则是一种反映心理异常的行为表现。事实上,控制了疼痛以及由疼痛引起的生理功能紊乱,可以改善心理功能状态,改善睡眠,减轻焦虑,也就提高了患者的生活质量,这也是疼痛治疗的一个重要成果。

误区 119. 止痛药愈用愈重,所以疼痛要忍耐,不得已再用

这种观念是错误的。世界卫生组织(WHO)早在 1990 年宣布:"免于疼痛是每个患者的权利,进行疼痛治疗是对这种权利的尊重"。并且以每百万人口每日界定剂量(S-DDD)的吗啡使用量作为各国癌症疼痛控制指标。可能是因为鸦片战争带来的民族情结,或是媒体对吗啡上瘾的夸大误导,造成癌症患者并没有积极要求医生止痛,吗啡使用量仍偏低。其实,患者会因止痛药上瘾的比例极少,加拿大曾对 1000 多位使用吗啡类止痛药的患者调查发现,只有一位患者药物上瘾。大部分患者多是因为病情变化造成疼痛加剧,无法停用止痛药或者剂量愈用愈重,并不是上瘾。

还有的患者或家属认为："止痛药愈晚用，可以活得愈久。"或是"将用吗啡形容成好像是给患者安乐死。"其实，这种想法是错误的。癌症患者的疼痛如果能有效地获得控制，就会有效地提高生活质量，才能达到真正的改善病情带来的痛苦。并且，现在止痛药物有针剂、口服、贴片等多种选择，癌症患者若有疼痛，一定要告知医生处理。

误区 120. 癌痛治疗只是吃吃药、打打针

在临床最常见到的是放弃治疗的态度。患者家属常常这样认为："我们在开始已经给患者做了很多的努力，化疗也做，手术也做，而且是非常严谨的按医生的要求去做的，做的也很彻底，但是他现在没有治了，医生也说患者肿瘤没有什么治疗意义了，患者只是疼痛剧烈，也就打打针、吃吃药、止止痛。"这种不恰当的观点，实际上给患者的伤害是非常大的。肿瘤无治疗价值了，但不意味着放弃患者的临终症状缓解。患者此时实际上是非常痛苦的，在疼痛的伤害下度日如年，也影响了进食、活动能力，甚至大小便等正常的人体功能。

由于引起癌痛的原因很多，机制也很复杂，治疗也困难。对于已彻底丧失手术、放疗、化疗等肿瘤治疗机会的晚期癌症患者，疼痛本身就成为一种疾病，除痛治疗可明显缓解患者痛苦，提高生活质量，使他们较为舒服地走向人生终点。癌痛治疗绝非"吃吃药、打打针"这么简单，也并非"没有好办法"，它是一个科学、规范、系统的过程，对除痛科医生的治疗技术与经验要求较高。从治疗原则上来讲，药物治疗可能有 70%～90% 的患者能得到比较好的缓解。如果癌痛缓解不好，同时需要采用其他的治疗手段，如微创的介入技术、神经的阻滞技术，以及肿瘤靶点的一些治疗技术，都可以与镇痛药物配合使用，给予患者更好的治疗结果。

误区 121. 抗肿瘤治疗是缓解癌痛的唯一有效的方法

这是不科学的,有时也是不现实的。一般来讲,癌痛的表现有几种情况:①有些肿瘤是因为患者感到疼痛后到医院接受诊治发现的,此类疼痛一般通过手术、放疗、化疗等抗肿瘤治疗可获得缓解;②有的是肿瘤诊断和治疗过程中导致的疼痛,通常是可以逐渐缓解的;③最常见的是肿瘤复发转移后,导致机体的组织或器官损伤引起的疼痛,此类癌痛往往是抗肿瘤治疗效果减退、肿瘤扩展的结果,常常失去了抗肿瘤治疗的机会。此外,还有些患者在接受放、化疗后疼痛依然不能缓解。因此,正确的观点是,在抗肿瘤的同时给予合理的镇痛治疗,如果抗肿瘤治疗有效,可以逐渐减少镇痛药物的剂量直至停药。有效的镇痛可增强患者对抗肿瘤的信心,有助患者接受抗肿瘤治疗。

误区 122. 错误地认为疼痛是肿瘤复发转移的标志

患者和家属错误地认为疼痛是癌症病情进一步恶化的征兆,患者有时采取逃避的心理状态对待疼痛的出现,自我否定疼痛的存在或疼痛强度,使疼痛的评价与实际疼痛强度存在差异,导致止痛药物的使用不足。患者这种心理状态是由于患者及家属缺乏相关医学知识的结果。有些疼痛的出现是肿瘤发展的表现,而有些疼痛的出现和程度的增加并非是肿瘤扩散的独有标志,由于药物耐受、肿瘤治疗因素、局部炎症等均可使患者感到疼痛或疼痛程度增加及范围扩大。患者和家属不愿意告诉医护人员患者存在的疼痛问题是一种逃避的生活态度,往往会使患者丧失治疗的最佳时机。疼痛不会自行消失,持续加重的疼痛也会导致患者丧失生活信心。正确的方法是,当出现疼痛、疼痛加重、疼痛性质发生改变及疼痛部位发生变化时,应及早向医护人员报告,并记录这些变化的特点,与医生共同讨论,尽快得出疼痛的原因和治疗措施。

误区 123. 对镇痛药物的信心不足

有些患者和家属对癌症疼痛治疗持怀疑态度,当疼痛控制不够满意时,常常怀疑所使用的方法和药物,到处去看病和买药,频繁更换治疗药物和方法,导致治疗缺乏连续性,治疗效果不佳。正确的观点是镇痛治疗需要评价,根据评价镇痛效果和疼痛原因,调整治疗方案,才能达到有效镇痛的目的,不宜过于频繁更改镇痛治疗药物。获得良好的疼痛缓解需要一定的时间,所以要有耐心,在获得良好镇痛之前不要轻言放弃。

由于镇痛药物的疗效取决于血药浓度的水平,受血流变学的影响,服用药物间隔时间非常重要,故患者应该根据有效镇痛的维持时间确定合理的服药间隔时间。患者可能需要尝试不同的镇痛药物或药物的不同剂量来观察疼痛缓解情况,医生需要尽可能的掌握使用药物的技巧,使疼痛得到最大程度的缓解。

误区 124. 不愿意使用强阿片类镇痛药物治疗疼痛

有些患者和家属不愿意使用强阿片类镇痛药物,错误地认为这些药物只有在患者接近死亡时才能使用。另外,有些患者和家属不敢使用,错误地认为只有在万不得已的情况下使用,患者"能忍就忍"。所以,在临床上常有患者和家属不遵从医生的指示用药,表现为尽量不使用、使用弱阿片类药物代替、减少使用的剂量或次数等。这些均是错误的观念,使用缓释的强阿片类药物可以有效控制疼痛,同时也可以根据患者的需要增加剂量,稳定、持续、有效的控制疼痛,药物的剂量相对稳定。正确的使用这些药物,不但可以提高镇痛效果,也可以减少不正确用药带来的药物耐受等问题,从而减少了增加用药剂量的机会。

误区 125. 恐惧阿片类药物"成瘾"

这是最为严重和常见的错误观念。许多文献表明,癌症疼痛得不到满意缓解的主要原因是存在治疗上的误区,尤其是不恰当的恐惧"成瘾",使阿片类止痛药物使用不足。对阿片"成瘾"的恐惧来自药政管理人员、医生、护士、患者和家属等四个方面,因此需要从多个层次进行分析和教育,以期排除这一癌症疼痛治疗中的主要障碍。恐惧阿片类药物"成瘾"的历史渊源,是来自鸦片战争给我国人民带来的灾难和痛苦,并在心中留下了深深的烙印。近年来全国性的反毒品运动和宣传,加剧了公众对阿片类药物的恐惧。阿片类药物具有双重作用:治疗作用和成瘾性。目前对成瘾性的宣传较多,而对其医疗作用的宣传相对不足。许多患者或医务人员常常把阿片类药物耐药现象或由于疾病的进展增加药量误解为"成瘾"。镇痛药产生耐药性的最初表现是一定剂量的药物作用时间缩短。

WHO专家委员会认为,包括吗啡在内的阿片类药物是必不可少的镇痛药物。阿片类药物发生成瘾性是非常少见的,长期使用阿片类药物也是安全的,不能把戒断症状和耐药现象与成瘾性混为一谈。采用肌肉注射途径较口服给药途径更容易产生耐药和药物身体依赖。在癌痛治疗中消除"恐阿片症"是非常重要的,通过宣传和教育公众正确对待阿片类药物治疗癌痛,解除用药的障碍和顾虑,才能使癌痛患者使用足够强度或剂量的阿片类药物,使患者的疼痛得到满意的缓解,提高癌痛患者的生活质量。

误区 126. 如果给予患者镇痛药物,会加速患者死亡

镇痛药物是导致患者死亡的因素吗?镇痛药物可以使患者感到

舒适,而不会因镇痛药物导致死亡。如果患者服用药物过多,通常患者会有过度嗜睡。医生也会停用镇痛药物并且给予拮抗药物唤醒患者。使用镇痛药物不会加速患者的死亡进程,只会改善癌痛患者的舒适程度。

患者和家属不愿意支付镇痛治疗所需要的费用。他们错误地认为肿瘤治疗在任何时候都是主要目的,而疼痛治疗不必要花费过多的费用和精力。从目前医疗技术的水平分析,有些肿瘤尚无治愈的机会,尤其是晚期肿瘤,控制症状和改善患者的生活质量是治疗的主要目标,姑息治疗是现实的选择。另外,有效的缓解疼痛可以改善患者的睡眠、食欲、体力及战胜疾病的信心,有助于抗肿瘤治疗。因此,正确的方法是应该考虑镇痛治疗的最佳选择是什么？如何在支付合理的费用条件下得到最佳的治疗效果？如何控制疼痛才有助于患者的恢复？如何减少镇痛药物的副作用对患者的影响？总之,镇痛治疗对患者的肿瘤治疗和生活质量具有重要的意义。

误区 127. 注射镇痛剂是最有效的给药方法

在临床上发现患者及家属常常误认为癌痛治疗的最好给药途径是肌肉注射。经常使用的语言是:"医生,患者痛得很厉害,几天不能睡觉,口服止痛药物效果已经不好,给点针吧。"表面上看是有道理的,因为在肌肉注射镇痛的最初几天是非常有效的,但随着使用时间的推延,效果越来越差,有效的时间越来越短,甚至无效。患者打一针疼痛缓解,忍着疼痛一段时间后再打一针,虽然镇痛有效,但疼痛不能持续缓解,患者处于等待下一针的痛苦中。为什么患者会有如此的感受呢？

下面我们从药理学的观点加以分析:水溶性吗啡类药物在深部肌肉注射后,吸收十分迅速,在用药后很快出现非常高的血药浓度,过高的血药浓度会导致吗啡类药物镇痛作用强和快速耐药。临床表现为最初使用针剂镇痛效果非常好,但随着用药时间的推移,镇痛作用时间缩短,效果下降。另外,吗啡和杜冷丁是对肌肉组织有刺激性的药物,一方面在注射时会有明显的疼痛,另一方面刺激性药物可以导致注射的局部组织发生无菌性炎症,形成硬结,反复用药后,则明显影响药物的吸收。临床使用中既有注射性疼痛问题,而且吸收也不可靠。因此,长期使用肌肉注射治疗疼痛,存在血药波动大,加快阿片类药物耐药性、吸收不确切、止痛效果不可靠、维持时间不稳定等问题。目前多用于急性疼痛时的临时止痛治疗,临床不推荐用于长期癌症疼痛治疗。合理的治疗方法是采用长效的镇痛药物,可以维持更长时间的有效和稳定的血药浓度,使患者获得更长时间的睡眠,提高了患者的生命质量。

癌症中药治疗误区

误区 128. 重西轻中,固守传统观念

在西方国家,癌症治疗一般是手术、放疗、化疗,之后检查患者有无复发和转移,有就放、化疗,没有就等着,很消极,许多国家都是采用这种方法。在我国因为有中医中药,不仅帮助很多患者解除了痛苦,而且可以防复发、防转移,甚至使晚期癌症患者延长了生命,提高了生存质量,也有的患者治愈了,或带瘤生存十几年。

有些肿瘤对放、化疗不敏感,可有的医生却觉得不做放、化疗就没治到位,结果做完后免疫功能下降,反而导致复发转移。有些因化疗剂量没有掌握好,引起心、肝、肾的损害,患者不是死于癌症,而是死于放、化疗的毒副作用。还有很多早期患者手术后,医生说手术得很彻底不会复发转移,结果 2 个月后复发转移了。像这样早期的癌症患者,如果术后继续采用中西医结合治疗,会有效地防止复发和转移的。因此,在治疗肿瘤方面仍存在重西医、轻中医的误区。这种错误的观念不克服,就难以在肿瘤防治上有突破。

误区 129. 吃中药比做外科手术及西药化疗好

众所周知,肿瘤治疗的主要方法是外科手术、放射治疗和化学治疗。当然也有中医中药的治疗、免疫治疗、分子靶向治疗等。诚然,外科手术、放射治疗和化学治疗等方法有其痛苦、风险的一面。但不可否认他们是治疗肿瘤最主要和最好的方法,也就是说它们是主角、主力军,是国际上公认的主要方法。任何一种治疗方法其代价和收

益都是成正比的,谁都想选择一种疗效好且痛苦小的治疗方法,但目前并不现实。如果一定要选择,那只能是逃避现实,也必将为这种不现实的选择付出代价。不可否认,中医中药对配合术后恢复、减轻放、化疗副作用有一定作用,但一般并不主张单独使用。

知识窗

中医药治疗癌症现在已得到国内外医疗专家广泛的认可,大量的临床试验及科研研究已经证实了中医治疗癌症的效果。在古代的医疗文献中,早有关于癌症的病因、病名以及治疗方法,例如乳岩(即乳腺癌)、肾岩(又称肾岩翻花,即龟头癌)、噎膈(即食道癌)、癥瘕积聚(各种腹部肿瘤或转移癌)、恶疮(即皮肤癌)、瘿瘤(即淋巴癌或转移癌)、癃闭(尿路肿瘤),等等。治疗方面主要有口服、外用中药和针灸疗法等。

误区 130. 手术、放化疗损伤太大,只用中医药治疗就好

一些患者说:"我就是来吃中药的,我不做化疗。"这类患者对中医药治疗寄予了过高的期望,希望单纯通过中医药治疗使得癌症缓解。其实,中医药治疗是通过调动机体的免疫功能,从而起到杀灭、抑制癌细胞作用的。对于年龄较大、一般情况较差、细胞分化较好、癌症进展缓慢、已经过多种治疗的患者,可予单纯中医药治疗。但中医药在消除肿块、杀灭癌细胞上力量不及手术和放、化疗,所以当身体可以耐受的情况下,应当遵从专科医生的安排,选择手术或者放、化疗。虽然有些毒副作用,但毕竟还是有效的治疗手段,不要因噎废食。此时,我们可以配合中药,一方面针对手术和放、化疗的毒副作用辨证施治,将患者的不适反应降到最低,从而顺利完成治疗。据临

床观察,通过中药健脾和胃,配合化疗,患者一般都能耐受。另一方面,中药对放、化疗还有一定的增效作用。总之,对付癌症有很多手段,但任何单一的治疗手段效果都很有限。中西医多学科的综合治疗才能取得最佳效果。因此,建议患者让医生结合病情,制订一个最适合的个体化治疗方案。中西医治疗没有矛盾,在一定程度上有协同作用,不应被截然分开。

误区 131. 中草药治癌无济于事

中草药能驱邪祛恶,扶正固本,全面调理气血,增强机体免疫功能,有明显的抑制肿瘤生长和杀伤癌细胞的作用,尤其对放、化治疗能增敏、减小其毒副作用,提高疗效。对防止肿瘤复发、转移往往有独到的作用。

历史和现实证明,综合治疗是癌症康复治愈的必由之路,拒绝和忽略中草药参与治疗癌症,只会大大削弱综合抗癌能力,降低癌症患者的生存率。

误区 132. 单纯中药治疗

中医中药几千年来对我国人民的身体健康起到了很好的保障作用,在癌症治疗方面也有独到的一面。但如单纯运用中医药进行抗癌治疗则是一种认识偏差,因为即使是目前宣传力度较大的一些中药,对癌细胞也仅有轻度的抑制作用,而没有明显的杀伤作用。临床运用主要是在癌症综合治疗的前提下使用部分具有扶正祛邪、调节免疫功能作用的药物,以起到辅助放、化疗和巩固疗效的作用。因此,单纯应用中药往往会耽误病情,造成金钱和时间的浪费,还延误了疾病的治疗。因为癌症治疗时间的延误,就标志着癌症的进展,而病期早晚的治疗效果有很大的差别,浪费时间也就是浪费生命。

误区 133. 找个老中医开几剂中药就行了

不少患者认为中医是全科医生,内科也好,外科也罢,都是看看舌头、摸摸脉,然后开个方子,关键是找个有经验的老中医。这种观点也是片面的。

随着中医学的发展,在大多数中医院,医生也有明确的分科。中医强调辨病与辨证相结合,辨病治疗就是针对不同的病种使用不同的药物,而辨证治疗则是根据患者的身体状况随症加减和化裁。中医肿瘤学是一门相对独立的学科,在治疗上有其特殊性。首先,肿瘤患者的兼夹症较多,虚实关系复杂。其次,组方中有较多的以毒攻毒药,这些药有些有小毒,有些有大毒,需谨慎使用。再者,现代药理学研究认为,不少中药有直接杀灭、抑制癌细胞的作用,但其种类、性能各异,且具不同的针对性,常常不同部位的肿瘤选用不同的药物,如鼻咽癌常用石上柏、桔梗等,而天南星、半夏、山慈菇治疗肺癌的效果较好。另外,当患者病情发生变化时,专科医生可给予及时、准确的建议,指导患者选择下一步的治疗方案。

误区 134. 中医药治疗只用于癌症的晚期

"你的病已是晚期,我们没有什么好办法了,你去找中医看看吧。"这是晚期肿瘤患者在大型西医院就诊时常常听到的一句话。于是部分晚期患者抱着最后一线希望来到了中医院。这些患者常常经过了手术、放疗和多种方案、多疗程的化疗,最后出现全身多处转移、体质差、免疫功能低下,甚至出现黄疸、大量胸腹水及多器官的衰竭。

中西医治疗没有矛盾,相反在一定程度上有协同作用,不应被截然分开。且中医药治疗癌症的优势并不仅仅在晚期,相反,早期术后患者及早接受中医药治疗,常起到事半功倍的作用。研究证实,肿瘤术后复发转移常发生在术后两年以内,随着时间的延长,复发转移的概率会逐渐降低。因此,术后以中医药扶正培本为主的治疗,可提高机体免疫力,促进脏腑功能恢复,在预防肿瘤复发、转移方面有一定优势。相反,患者到了晚期,肿瘤负荷过大,合并多脏器功能衰竭,再来寻求中医药治疗,无异于螳臂挡车,常收效甚微。

误区 135. 跟着广告走,自用偏方、秘方

目前,社会上治癌广告到处都有,说得天花乱坠,患者往往也病急乱投医,不惜重金购买。到头来浪费钱财不说,还耽误了宝贵的治疗时机,有的甚至付出了生命的代价。更不可思议的是,到头来把责任算到中医中药头上。不可否认,我国民间确实流传着不少偏方、秘方,其中有些是群众长期防治疾病的智慧结晶,它们大多取材容易、制作简便,患者乐于使用。然而相当部分的偏方、秘方,是在医疗条件很差的情况下形成的,许多患者轻信一些偏方,误认为只有用毒药才能杀死癌细胞,即所谓以毒攻毒之法,其实治疗癌症的中药有许多种,有清热解毒、活血化瘀、软坚散结、化痰利湿、理气和血等。当然也含以毒攻毒之法,但这要根据病情、病位、病程及体质的强弱来决定使用什么方法、何种药物,既辨证又辨病,不可一味地相信只有以毒攻毒才能治病。如果过多、过量地应用大毒的药品,而不采用其他药来制约其毒性,那么后果是严重的。还有一些小报上不负责任的宣传广告,随意夸大疗效,使患者和家属信以为真,应该说迄今为止还没有发现治愈癌症的灵丹妙药,因为肿瘤是一类非常不均一的疾病,临床表现千奇百怪,所有的肿瘤不可能通过一个简单的治疗方法或药物治愈。这就要求人们要提高自我防范意识,相信专科医生,用中药更要在从事中医肿瘤治疗的专科医生指导下进行。因为专科医生能更好地把握疾病的发展规律,尤其对于中西医两套医术都能掌握的医生来讲,更加能知己知彼,更好地运用适当的治疗手段为患者

提供服务。

误区 136. 只注意抑瘤而不顾及身体状况

就目前国内癌症治疗而言,多片面强调抑瘤,患者及家属也对抑瘤充满希望,好像瘤之不除,人命气数将尽,过分强调手术、放疗、化疗的作用。结果患者活的既不好,又不长,最后人财两空。癌症的治疗绝不能不顾及身体过度攻击治疗,要除瘤还要扶助正气,在最大限度保护生活质量情况下消灭癌症,否则即使癌症消失了,身体也变成躯壳了,更何况依目前治疗手段使癌细胞完全消失者寥寥无几。

影响癌症生存时间的不仅仅是瘤体变化,还包括患者免疫功能、肿物的分期及生物学特性、机体的一般状况等。所以在消除癌症的同时,要积极保护患者的免疫功能及生活质量,如此才算更有意义的治疗。

误区 137. 以毒攻毒治肿瘤

民间以毒攻毒治疗肿瘤的方法大部分采用一些大剂量有毒的中草药,如蛇蝎虫类、重金属矿物类、乌头、马钱子等。这种方法得到的结果往往是肿瘤细胞没有被杀死,而人体正常器官却遭到严重的损伤,如肝肾功能等。以毒攻毒不是中医的优势,药食同源才是祖国医学的精华。而那些既无毒副作用,又能补益人体的疗法才应是患者的首选。所以,肿瘤患者及其家属千万不要被一些江湖广告所蒙骗,轻信一些以毒攻毒的妙方。

误区 138. 活血药用得太过

中医治疗肿瘤的方法很多,活血化瘀是其中之一,但应用此法,一定要注意它的适应证。如肿瘤尚未切除,确有血瘀之象,且患者身体尚实,这时才可用行气通络、活血化瘀之品。如果患者肿瘤已经切除,或已发生多处转移,体质较虚者,则尽量少用活血之品。因长期应用活血之品,可使病体更虚,并有可能激活癌细胞,极易造成血行转移加速或复发。有的因活血太过,还可造成血小板减少,而引起吐血、咳血、尿血、便血等失血倾向。如果必须用大剂量的活血药,应配伍佐药以制约其走散之性。有专家曾遇到过这样的病例:一位肺癌患者服用道教协会里一个"老道"开的中药方,里面有大量的活血药,且分量下的很重。服用一段时间以后,病情不见好转,还出现了几次大量咳血,又陆续出现了头痛、眩晕、视力下降、呕吐等症状,CT复查出现脑转移,肺部病灶加重,来医院就诊四天即死亡。听家属说从发现确诊到病故,前后不到3个月。该患者原来身体素质较好,如不滥用药,到正规肿瘤专科医院去治,不会这么快就结束生命的。

误区 139. 泻下攻伐过猛

癌症是一种全身性消耗疾病。癌细胞在生长繁殖过程中,大量消耗着体内的能量和营养物质,造成体内空虚,同时又带来一系列的营养障碍和代谢紊乱。此时治疗,当以扶正为主,祛邪为辅,切忌使用泻下药攻伐太过。如大量使用泻下药攻伐过猛,则使患者体质更加虚弱,正气大伤,免疫功能和抵抗力急剧下降,尤其是手术后的患者,一旦倒下则很难恢复元气,这无疑会造成"雪上加霜"的结局。

当然,对患有里实证的肿瘤患者,是可以用泻下剂的。但要做好区分,是选择润下药,还是攻下药,或是峻下逐水药,万不可滥用,关键要辨证用药准确。如里实兼有表邪者,当先解表而后攻里,必要时攻下药与解表药同用,表里双解,以免表邪陷里。癌症患者患外感,应用此法最为奏效。对里实而正虚体质较弱者,应与补益药同用,攻补兼施,使攻下而不伤正。这些都是最基本的用药原则,不可违背。

另外,还要特别注意密切观察病情,中病即止,马上停药换方可有利于对患者的治疗。

误区 140. 补药用之不当

由于癌症造成的消耗,以至患者表现出相应脏器的虚损及全身体质的下降。这时医生及家属就会嘱咐患者要加强营养,注意休息。可是有的患者因缺乏常识,盲目服用一些补药,如人参、鹿茸、胎盘、蜂王浆等,这不但不起好作用,反而使病情加重,究其原因关键是没有对证。因为中药的补养药临床上分为补气、补血、补阴、补阳。在药性上又有寒、热、温、凉之区别。具体治法上又有补心、补脾、补肺、补肝、补肾之不同。所以临床上要根据患者具体虚损程度及脏腑状况来有的放矢用药。如果不加区分,乱补一气,不但不能起到补虚扶正之目的,反而会加重病情。如有的患者本来就阴虚内热,结果过量服用人参、鹿茸等,造成咽干舌燥、口鼻出血、嘴唇起泡,简直是"火上浇油"。另外,胎盘、蜂王浆虽是一种补品,但因含有激素,如长期服用可造成身体肥胖,甚至促使肿瘤复发和转移。现代医学研究提示,高脂肪饮食可以促使结肠癌及乳腺癌的发生。热量摄取过多,也会积存为脂肪,日渐使人肥胖。流行病学调查表明,体重超重的人较正常或略轻的人更易患癌症,死亡率也较高。因此摄取过量营养不仅无益,反而有害。特别是猪肉、牛肉类陆地动物脂肪摄食过多,很容易导致血管硬化、过度肥胖和易患非胰岛素依赖性糖尿病,从而增加患癌症的危险。从医学角度讲,80%的致癌因素是非遗传性的,因此,人们重视均衡营养,避免营养过剩,就能有效地降低患癌症的危险。

误区 141. 长年服用中药乐此不倦

除了心理因素外,癌症患者在康复期最容易走入的误区是有病乱投医、乱吃药。一个非常普遍的现象就是吃的药比饭还多，有的患者吃中药可以吃上四五年，甚至十几年。的确，中药可以起扶正、恢复体力的作用，但中药对胃肠功能也有影响，久吃可以导致患者消化功能不良，甚至营养缺乏。目前主张癌症患者在康复期服用半年左右的中药就可以了。

另外，癌症患者往往容易形成以自己为主体的思想，以为自己对自己的病情最了解，久病以后必成良医。据了解，自我设计康复方案的患者不少，事实上，这是十分危险的。因为医学是一门科学，而患者只了解皮毛，且医生关注的角度和患者的自我主张不同。所以，即使在康复期不再采用手术、放疗、化疗等治疗手段，患者的康复活动仍应在医生指导下进行。

癌症饮食疗法误区

误区 142. 吃得营养，癌细胞就长得快

"癌症患者增加营养会促进癌细胞的成长、扩散"，这是没有任何科学依据的。相反，癌症患者在治疗期间合理增加营养很有必要。营养摄入不足很容易引起营养不良，营养不良又会降低机体的免疫力，降低机体与癌症的抗争能力，不利于患者康复。不少营养食物内含有一定的防癌和抗癌作用的物质，有助于提高机体的免疫力，继而在一定程度上提高机体的抗癌能力，如牛奶、大豆、西红柿、柠檬、西兰花等，对机体的好处大于肿瘤的受益。此外，对肿瘤患者的药物治疗（化疗）或放射治疗，可能损伤机体的免疫细胞或代谢系统，出现严重的不良反应，此时的营养支持也有重要意义。目前在不少国家和地区，营养疗法已成为整个抗癌计划的一个重要组成部分。

误区 143. 癌症患者不能吃肉，否则肿瘤会愈长愈快

癌症的生长速度与吃肉没有任何关系。

良好的营养是抗癌的关键因素，很多患者因为患癌而突然改吃素。往往因为热量不足，缺乏蛋白质和锌等微量元素，几周后体力明显变差，身体基本素质急剧下降。

癌症患者必须有体力承受手术、化学治疗或放射线治疗，而体力又来自均衡摄取各种营养素。只要不是高脂肪、煎炸烹调方式，瘦肉或鱼肉作为优质蛋白质是最好的选择。怕肿瘤长大而不吃肉，想以此来制止肿瘤生长是不切合实际的。

　　患者应把握"均衡饮食、增加热量、增加蛋白质"三大原则,治疗期间需要多补充高营养、高维生素等易吸收的食物。吃素的人必须选择各种类的食物,谷类可搭配豆类食物一起摄取,才能发挥蛋白质的互补作用,提高利用率。

误区 144. 饥饿疗法

　　有人认为,癌症患者不吃有营养的东西,就能"饿死"癌细胞。如果为防癌症得到营养,而以正常组织得不到营养为代价,其最终结果只能是同归于尽。这是社会上流传的一种治疗方法,认为只要癌症患者少吃食物就可以把癌细胞"饿死"。这种疗法是缺乏科学依据的。癌症的生长,确实依赖机体供给营养物质,机体的营养状况对癌症的生长有一定的影响。但是,癌症的生长不完全受机体的控制,当机体已处于衰弱状况时,癌症仍优先吸取机体的营养而生长。控制营养,虽然对癌症的生长有所控制,但同样也限制了机体自身的营养需求。而机体的营养缺乏,不仅可使机体组织发生病理改变,且受损的组织部位存在着易于遭受致癌物质侵袭的潜在危险,降低机体的免疫功能。因此,合理的营养可使健康的机体保持各种正常功能,对于治疗癌症有着积极的意义。

误区 145. "生食疗法"抗癌

　　著名的生食专家劳拉·安格尔博士,是泛美自然疗法医学院的创始人。她50岁时曾患过癌症,医生认为无治愈希望。于是她放弃了其他医疗措施而采用"生食疗法",即一日三餐都生食水果、蔬菜等。坚持数年之后,奇迹出现,肿瘤消失了。现在,美国许多州的医生都将生食疗法列入辅助医疗项目。

　　生食疗法当真有这么神奇吗?外国人的生活习惯和身体机制都

和中国人存在很大差异性，所以，生食疗法是否有效要因人而异。而婴幼儿、老年人由于他们的消化系统不太好，所以不适宜多生食。

国外专家研究表明，许多蔬菜中都含有一种干扰素诱生剂，它可刺激人体正常细胞产生干扰素，进而产生一种抗病毒蛋白，而这种功能只有在生食的前提下才能实现。抗病毒蛋白能抑制癌细胞的生长，又能有效调节机体免疫，激活巨噬细胞，从而起到防癌、抗癌的作用，如萝卜就含有干扰素诱生剂。但是，新鲜的蔬菜和水果在烹饪的过程中，这种抗癌的干扰素诱生剂就会不同程度的流失。

此外，生食蔬菜有助于口腔及牙齿的保健。充分咀嚼能刺激唾液的分泌，帮助食物消化，同时还能增强口腔的自洁作用。

大量实例证明，生食疗法对于失眠、精神不振、记忆力减退、高血压，甚至癌症都会起到意想不到的疗效。

适宜生吃的蔬菜有胡萝卜、黄瓜、西红柿、柿子椒、莴苣、白菜、卷心菜、茄子、菜花、辣椒、洋葱、芹菜等。生吃的方法除做沙拉外，还可自制新鲜蔬菜汁，或将新鲜蔬菜凉拌。生吃黄瓜最好不要削皮，而西红柿也不要烫了剥皮，因为烫了以后维生素 C 会发生变化。

不宜生食的蔬菜：一是富含淀粉的蔬菜，如土豆、芋芳、山药等必须熟吃，不然淀粉粒不破裂，人体无法消化；二是含有某些有害物质的蔬菜，如一些豆类蔬菜的籽粒和土豆的薯块中，含有一种叫做凝集素的有毒蛋白质，可使人体血液中红细胞凝集起来，人食入后，会引起恶心、呕吐、腹泻，严重时可致死。烧熟煮透后，有毒蛋白质就会失去毒性。

以下食物也不宜生吃：①河鱼。肝吸虫卵在河塘的螺蛳体内发育成尾蚴，并寄生在鱼体内。若吃了生的河鱼，肝吸虫就会进入人体发育成虫，可使人体产生胆管炎，甚至发展成肝硬化。②鸡蛋。鸡蛋所含的抗生物蛋白到达人体肠道后，会阻碍人体对生物素的吸收。生鸡蛋还含有沙门氏菌等细菌，会使人呕吐、腹泻。③豆浆。饮用未煮沸的生豆浆，可引起全身中毒。④牛排。许多牛排爱好者，在点牛排时都选择 5 分熟甚至是 3 分熟,力求吃个"原汁原味",但肉类中可能会含有微生物和寄生虫,这些对人体有害的物质是需要通过一定温度加热才能被杀死的。

误区 146. 放弃手术、放化疗,只应用营养支持治疗

有些懒人、庸人,只盼有好收成,强调只施肥就行了。结果呢,毒草吸足了营养,生长茂盛,禾苗所需营养与阳光被毒草夺走,最后颗粒无收。癌症也是这样,有人恐惧手术、放疗、化疗,或病情到了晚期不能接受手术、放疗、化疗,要求只给点营养就行了,补一些脂肪乳、氨基酸、成分血等,殊不知癌症吸足了营养增长迅速,致使机体更加衰竭,迅速死亡。得了癌症不等于死亡,即使是晚期也不应放弃,应在扶助正气基础上,抗瘤以抑制癌症生长,以期"带瘤生存"、"无瘤生存"。事实上较多癌症很难根治,"带瘤生存"是可取的,延长带瘤生存时间是有重要意义的。

脂肪乳、氨基酸等药物不是不能使用,在配合化疗时应用既能保护身体,又能部分提高化疗疗效。扶助正气不仅限于脂肪乳、氨基酸等药,还包括参芪扶正注射液、艾迪注射液、康莱特及扶正中药汤剂等,后者药物作用是多方面的,在扶正的同时,还会部分抑制肿瘤生长。

误区 147. 大吃大喝忘了禁忌

最让医生们担心的是,一些肿瘤患者出院回家后,由于受到节日气氛的感染,一下子高兴过头而忘了应有的饮食禁忌。

理论上来说,肿瘤患者并没有多少吃上的禁忌,只要不暴饮暴食都问题不大。需要注意的是,食欲不振或有消化道不适患者应避免饮酒,避免进食辛辣刺激性或油腻、油炸食物,避免酸性食物与饮料,

避免单调同种食物重复进食,要用新鲜、多品种的水果、蔬菜与肉类食品合理搭配,宜少食多餐。

另外,那些由于放疗副作用而出现咽喉肿痛的患者最好多吃营养丰富、流质、半流质的食物。腹痛腹泻的患者最好不要进食产气及含纤维素丰富的食物,因这些食物会增加肠蠕动,以免加重症状。

至于进行了脑部放疗的患者,则需要低盐饮食,少饮水,以不口干不饮水为原则,因为大量的水分可能会加重脑水肿。而与此相反,尿频尿痛患者却应大量饮水,增加排泄,减少排泄物对膀胱的刺激。

误区 148. 饮食上或服药时忌口不严

中医治疗癌症,比较强调忌口。其实西医皮肤科对一些过敏反应、外生疮疖的患者也要求忌口。那么内脏癌肿与外生疮疖,中医认为机理是一样的。如果不忌口,特别是吃"发物"会造成癌肿生长迅速、加重病情。所谓"发物"是一种民间说法,通常是指猪头肉、大虾、螃蟹、海参、无鳞鱼、狗肉、羊肉、鸭、鸡、南瓜、香菜等可能会引起皮疹、搔痒、发热、腹痛、吐泻甚至旧病(肿瘤)复发的一类食物,也就是说对肿瘤有一定的诱发和催化作用。

虽说要忌口,但不能千篇一律,绝对禁止,要根据所患癌肿、本人体质、发病时间及用药情况因人而异。如病程短、病情不稳定或在进展期,则忌口相对要求严格,此时癌细胞正处于活跃期,防止因饮食不当而促使肿瘤增长、复发和转移。反之,病程较长,病情又比较稳定,则忌口可适当放宽,总之一定要遵医嘱。临床观察表明,长期喜食发物造成癌肿复发和转移的患者不乏其例。因此,在临床中要灵活掌握,有针对性,绝不能笼统规定能吃什么,不能吃什么。如果肆意扩大"发物"的范围,忌口太严,不仅会使患者感到无所适从,而且会造成食谱太窄,影响患者对营养物质的摄取,促进恶病质的产生。因此,对癌肿患者的"忌口",主张食谱不宜太窄,忌口不宜太严,要看脾胃功能以及病情的寒热虚实给予必要的食补和食疗。一般来说，应注意避免肿瘤发病因素的继续使用，也就是说别"火上浇油"，如进食脂肪过量，因肥甘厚味而痰湿凝聚，可导致直肠癌、乳腺癌的发展或复发。另外，某些病需要禁忌一些食品，如疔疮忌食荤腥发物，肺病忌食辛辣，水肿患者禁食盐，黄疸患者忌食油腻，温热病忌食一切辛辣热性食物，寒病忌食生冷瓜果。癌症患者也一样，如口腔癌、舌癌、咽喉部肿痛、食管癌、胃癌等应忌食肥厚荤味、油炸食物及难以消化、质地坚硬类食物。还有服用某些药物也需要忌一些食物，如服人参忌食萝卜，鳖甲忌苋菜，荆芥忌鱼蟹，天门冬忌鲤鱼，白术忌桃子、李子，蜂蜜忌大葱，铁屑忌茶叶，补剂忌莱菔及碱性食物等。

另外，在服药期间，应忌烟酒、辛辣之品。还有喜食豆制品的肿瘤患者请注意，因豆制品解药，也就是降低中药的性能，所以在食豆制品（尤其是黄豆类、大豆腐、干豆腐等）时，服药最好与其隔开一小时左右为佳。

误区 149. 癌症患者不能吃"发物"

"发物"是民间流行的很多患者禁忌的食物，虽已证实这种说法缺乏科学依据，但多年来一直影响着人们。有的人食谱太窄的主要原因就是担心"发物"会导致肿瘤复发。民间所谓的"发物"，在不同地区、不同经济文化背景、不同民族间存在较大差异。如果把不同背景下的癌症患者的饮食禁忌物汇集在一起，人们会惊奇地发现，可供癌症患者选择的食物实在太少了。例如，在武汉地区民间流行的"发物"就包括牛肉、牛奶、羊肉、猪肝、猪肚、猪蹄、猪膀、带皮猪肉、鸡肉、鸡蛋、鸭肉、海带、虾、海鱼、螃蟹、草鱼、鲫鱼、鲶鱼、豆制品、姜、葱、芹菜、韭菜、南瓜、花菜、辣椒、胡椒、酱油等。许多癌症患者因为担心吃了这些"发物"会加速病情，而拒吃这些富有营养的食物。而武汉大学中南医院的一项研究则表明，约有两成癌症因此造成身体虚弱而影响到后期治疗。

癌症患者身体本来就比较虚弱,需要补充营养,增加机体的免疫力,鱼、虾、鸡等所谓"发物",含有丰富的高蛋白,是肿瘤患者的极佳食物。大多数临床恢复期的癌症患者需要补充蛋白质、热量和多种维生素,应在饮食基础上增加动物性蛋白丰富的食品,如多食牛肉、鸡肉、鱼、鸡蛋清、牛奶等。

误区 150. 相信"偏方食品"

在癌症治疗中,有一些患者常从亲朋好友处或某些报刊上得到一些偏方食品拿来食用,如甲鱼、鸡血、猪蹄、芦笋、海参和猪肉皮等。这些食品能否治愈、控制甚至减轻症状,至今为止尚未得到临床或实验的证实。虽然甲鱼是高蛋白质食品,海参、猪蹄、猪肉皮是胶体蛋白质,但它们能否像接受放疗或化疗患者自己认为的那样,使因治疗而降低的血象有所改善,目前尚无确切的临床观察报导和证实。至于芦笋和癌症的关系,在国内外确实有些报导,但也没有任何肯定的疗效观察。

(1)乳腺癌患者口服蜂王浆

乳腺癌患者化疗后,尤其是进行内分泌治疗时会出现潮热汗出、皮肤干燥、情绪波动等不适症状,很多患者认为是体弱所致,于是大量服用蜂王浆等抗衰老保健品。殊不知,蜂王浆里含大量雌激素,乳腺癌、妇科肿瘤是激素相关性肿瘤,额外增加雌激素会加速肿瘤生长、转移。

另外,营养过剩会导致体重增加,堆积的脂肪使体内雌激素水平升高,对乳腺癌患者预后不利。如果患者求助中医,也一定要详细告知病情,以免医生开出含当归等影响雌激素分泌的药物。

(2)消化道肿瘤患者吃山楂

有的消化道肿瘤患者会出现消化不良、食欲不振等症状,进而大量食用山楂"开胃"。事实上,进食山楂会促使胃酸分泌,增加肿瘤破溃引起消化道出血的机会。

(3)肝癌患者多补高蛋白

肝癌患者肿瘤生长迅速,如果肝脏功能下降,可能会出现白蛋白降低,进而出现下肢水肿、腹水等,此时再摄入大量高蛋白食物,非但不会改变低蛋白血症,还会加速病情进展,甚至出现肝性脑病。这是因为过量氨基酸需通过肝脏转化后再从肾脏排出,高蛋白会加重肝脏负担,不利于病情恢复。所以,肝癌患者需进食少量动物蛋白,或是通过药物来改善肝功能,增加白蛋白合成。

因此,肿瘤患者切不可盲目进补,食用前最好先咨询肿瘤科医生或中医科专家。

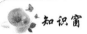 知识窗

　　癌症饮食要保持食品多样化;避免摄入过多胆固醇;多食用含有足够淀粉和纤维素的食物;保证饮食营养的均衡;饮食多清淡,淡泊情志,经常运动,不吸烟,不酗酒,不熬夜,养成良好的生活作息习惯。

误区 151. 吃保健品不需手术及放、化疗

　　如今保健品琳琅满目,厂家大都赋予产品抑制癌症或防癌、抗癌的功能,使许多癌症患者上当受骗,既花了钱,又延误了治疗机会。因此,对于癌症患者来说,首先应该向你的经管医生咨询,你体内是否缺少营养,其次应该分清你买的是保健品还是药品。因为目前卫生部门批准的一些保健品最多只是补充人体代谢的基本营养物质,通过提高人体免疫力,起到减少癌症发生概率的作用,对健康人群具

有一定的保健作用,对疾病的治疗作用微乎其微,很大程度上只能起到心理安慰作用。而作为癌症患者来说,需要的是抗癌药物,是药物就必须在专业医生指导下服用,以配合手术、放疗、化疗等方法进行治疗,两者程度不同,效果不同,差异很大。

当然,对于健康人群而言,适当服用一些保健品,通过提高免疫力来减少癌症发生的概率,也未尝不可,但也不可盲目迷信。其实对于健康人群来说,合理膳食,均衡营养,保持良好生活习惯,心情舒畅,加强锻炼,比保健品更能使自己健康,更能减少患癌症的概率。

癌症康复治疗误区

误区 152. 轻随访、复查，乐而忘忧

不少癌症患者及其家属，只要癌病灶消除，病情稍稳定，紧绷着的弦就一下松弛了，甚至高枕无忧，什么综合治疗、定期复查，统统抛到九霄云外。还有一些患者经治疗后，由于认识不足，未按医生建议定期复查，结果出现复发。显然，这是对恶性肿瘤的危害估计不足、盲目乐观的表现。据临床资料证实，恶性肿瘤患者每天约有 10 万个癌细胞进入血液循环，这些癌细胞如果在血液中生存并穿过微血管进入适宜的组织而增殖，就会形成转移灶，再度危及生命。所以，癌症患者完成首次治疗后，需要较长时间乃至终生进行监控、治疗和康复。同时，在漫长的癌症康复中，医生应适时地对患者进行随访，了解患者治疗后的生理功能情况、生活质量和心理精神状态等，以便及时采取对症支持措施或进行心理调适。而患者更应定期主动到相应的专科医院进行跟踪复查，通过全面体检和定期做肿瘤标志物测定，掌握有无局部复发或远处转移的迹象。若能在复发转移之早期发现并积极治疗，仍有根治的机会，获得长期生存的可能。如果医者疏于随访，患者懒于复查，就必然导致一旦发现病灶复发转移，就为时太晚，造成无可挽回的损失。

误区 153. 治疗癌症见好就收

王某因颈部出现无痛性肿块去医院就诊，经淋巴结活检证实为恶性淋巴瘤。医生让他住院化疗，用药未到一周便立竿见影，病灶迅

速消退。出院时医生叮嘱他,让其在家注意休息及营养,半个月后再来复查并继续化疗。结果,他不听医生嘱咐,以为病治愈了,不再去复查、化疗。如此拖延了近 3 个月,不久颈部又出现肿块并自感胸闷、气喘,去医院拍片和 CT 检查,见纵隔淋巴肿大,医生告诉他癌肿已出现复发和进展。王某此时悔恨不已。

治疗癌症不能"见好就收",因为医学专家们尚未完全弄清癌症形成的机制及其病因,不能有效地进行病因预防和早期诊断、治疗。目前除少数癌症可早期发现并通过积极治疗有可能治愈外,多数癌症虽手术切除或放、化疗后病灶消退,但如不采取必要的后续治疗则有可能复发或转移。手术治疗中,尽管癌灶已被切除,但不排除病灶切除不净或癌细胞产生播散、种植。某些患者在放、化疗后,癌肿虽已消退,但癌细胞有可能处于抑制或休眠状态,一旦时机成熟便会"死而复生"。另外,少数人还因免疫失调、遗传易感性、化疗、放疗之远期毒性等发生第二癌或复发癌。故癌症患者应由专科医生根据个人情况、病变早晚、肿瘤大小、范围及病理类型等因素全面考虑最合理的治疗方法,进行积极、耐心的综合治疗,并做到长期随访。千万不可"见好就收",以致功败垂成。

误区 154. 癌症患者康复期盲目照搬他人经验

在康复期,适当参加群众性的康复活动对身心十分有益,我们并不反对。但是,患者之间交流的目的是树立信心、互相鼓舞,而不是交流具体的治疗方案。我们经常会发现,许多患者在参加一些康复活动时,常不自觉地接受其他病友的劝告,如应该怎样治疗,找哪个医生,吃什么药等。曾经有一位癌症患者在康复后,向 500 多名癌症患者介绍自己的抗癌经验,并回答患者提出的各种问题。上述现象令人担忧。首先,癌症治疗始终强调个体化和专业化,一位癌症患者的经验不一定适用于每一个人,个例绝对不能指导群体,因而不能一概效仿。其次,癌症咨询涉及医学科学性,它不仅讲究适应证,还讲究禁忌证,而患者往往缺乏深厚的医学背景知识,盲目照搬是不可取的。

癌症康复同癌症治疗一样,是一个非常复杂的问题。因此,在康复期患者最好走医患结合的道路,严密监测,终身去经治医院定期随访,并做到心理健康、合理膳食、加强锻炼、适当用药等。如果身体恢复得比较好,还应该争取早日回归社会。

误区 155. 癌症一旦复发转移,就没有治愈的希望了

晚期癌症患者即使发生了转移或者是复发,新的病灶只要没有长在生命脏器的重要通道上,没有影响生命脏器的功能,就不可能发生死亡的问题。自己吓自己的肿瘤患者是最危险的。美国著名的心理学家马丁·加德纳认为:"死于癌症的患者中,80％是被吓死的。"

对待癌症,我们一定要有战而胜之的信心。即使那些被传统医学观点认为已无法进行有效治疗的急重晚期患者,只要患者精神不垮,采取正确的治疗方法,同样能够得救。很多医院已经拒绝收治的患者,经综合治疗后,也一样奇迹般地转危为安,甚至完全康复了。而他们的共同特点就是不言放弃,充满了对生命的渴望。

癌症的治疗和康复是一项复杂的系统工程,需要全社会的热忱关注,需要医患的坦诚合作,需要全方位的综合治疗,但最最需要的是科学理念的导航指引。只有这样,才能拨正航道,驶出误区,直达肿瘤康复治愈的彼岸。

误区 156. 癌症治疗疗效判断有误

当焦急不堪的癌症患者和亲友听到某种药物、技术取得癌症治疗的突破性进展,疗效达到 80％甚至 90％以上时,他们似乎找到了

救星。待到满腔希望变成泡影时,不禁发问,什么是癌症治疗的疗效?

顾名思义,疗效即治疗的效果,是对达到某一特定治疗目标的结果判定,可以是指将某种疾病治愈或好转的效果,也可指解除某种症状的效果。因而谈疗效必须有明确的范围限定。就癌症而言,我们最希望的是将其彻底治愈的根治效果或虽不能治愈但有近期控制使其缓解、延长生存的效果,常被不加限定的称为对某癌症的疗效。许多药物有增强患者免疫功能的效果,有的对癌症有止痛效果、止吐效果、增强消化功能的效果或预防治疗放、化疗毒性作用的效果等。这些都是众所周知的常识,但却常常被人有意无意的扭曲混淆,把对癌症治疗效果的认识引入了误区。其中最常见的是把治疗癌症某些症状的疗效与根治性疗效混为一谈,某药的癌症止痛效果达 80% 就宣称对癌症治疗有效率达 80%;一些医药技术可暂时改善患者的精神体能状况,被夸大为神奇的抗癌效果;一些药物具有一定的免疫激活作用,于是这一作用就被简单地与癌症治疗画上了等号。

既然要评价疗效,就要有一个公认的客观、科学的标准。看一个药物或技术能否治愈癌症,最权威的标准是远期疗效,即用此方法治疗一大批患者,其中生存达 3 年、5 年、10 年以上病例和复发病例的百分比,分别称为 3 年、5 年、10 年生存率和复发率。世界卫生组织还制定了评价某疗法近期控制肿瘤的客观疗效标准,将其疗效分为完全缓解、部分缓解、无变化和病变进展四级,对每个等级都有明确的规定。所谓有效率系指完全缓解及部分缓解病例之和的百分比。当然,可能还有别的标准,但必须是专业界公认而不是任意自定的标准。当前在疗效标准的认识颇为混乱,一些药物或疗法既无远期疗效结果,也无近期客观缓解率数据。有的则把治疗后无变化当成有效,虚假的夸大其有效率。还有的干脆自己定一个疗效标准来评价并宣扬自己的方法。疗效概念的混淆不仅仅是认识的模糊,其中可能还包含着欺骗。由于疗效界限和标准的混淆,给那些本来无效或低效的方法和药物贴上了高效金字招牌。把只对癌症某方面、某种症状有一定作用的方法当成了治疗癌症的主体治疗,既贻误患者的治疗,又造成了资源的巨大浪费。为了消除这些混乱状态,除了有关部门应加强管理外,提高人们对疗效判断的基本知识,增强辨别真伪的能力也是十分重要的。

误区 157. 癌块不能自行消失

癌块由癌细胞聚集而成,而癌细胞的生物学特性即癌症行为是难以抑制的,也就是说,癌细胞难以逆转为正常细胞。然而,医学记载确实有不少得了癌症以后未经治疗而自愈的病例,这些患者都是经过认真的细胞学检查确诊为癌,没有给予特效治疗,癌病灶却逐渐缩小或消失。所以说,癌块是可以自行消失的。

自行消失的癌症最常见的有肾癌、卵巢癌、乳腺癌、绒癌、神经母细胞瘤、恶性黑色素瘤等。自行消失的癌症一旦消退就很少复发。有的患者手术切除原发病灶之后,转移癌也能自行消失。

癌块的自行消失,原因可能是:①自我心理调节较好,树立了战胜癌症的信心,使体内环境稳定,免疫力增加。②内分泌影响。大约1/4自然消失的癌与激素有关。③发热与炎症可刺激人体产生白细胞,这些白细胞不仅能抗炎,还可抗癌。现在临床上已经在利用加热的方法消灭癌细胞,治疗癌症。④癌细胞自行向正常细胞转化。⑤切断了癌的营养供应。⑥除去了致癌物质的影响。⑦切除了癌的原发灶,促使转移灶消失。

误区 158. 癌症患者不能自愈

在临床中发现,确实有癌症患者自愈的例子,但许多人可能会是诊断上的错误。而美国癌症协会的研究统计表明,癌症患者可能自愈的约占 1/10。这种自愈的原因,并不在于直接将癌细胞杀死,主要由于患者体内环境的改变,免疫力增强。这种能力可能阻止癌细胞生长,逐渐被正常细胞取代,或者造成无法适应的状态使癌细胞转化为正常细胞。早在 1918 年,国外就有人搜集了全世界 302 例癌症自愈病例资料,并经病理切片所证实。近 30 年来,世界各地癌症自愈的报道屡见不鲜。

忧郁消沉的人,通过复杂的神经体液调节机制,其免疫力显著下降,从而促使癌症日趋恶化;而乐观爽快的人,其免疫力成倍提高,癌肿的生长就受到抑制。由此说明,精神因素对癌症的自愈有着极为密切的关系。

误区 159. 癌症患者治疗后 5 年不复发可以万事大吉

癌症患者经过治疗后生存时间超过 5 年,又无任何复发迹象者,可以认为治愈,但不等于万事大吉,从此就可高枕无忧了,还是要提高警惕,应定期与经治医生保持联系,定期复查,这样即使有了复发,也能早期诊断,及时治疗。所以,在初次治疗后 5 年期内及其后,必须做到定期复查与治疗,积极配合医生完全彻底消灭癌瘤,才可使自己健康长寿。

误区 160. "带病生存"不注重生活质量

现代循证医学观点与中医辨证治疗癌症殊途同归,把癌症当慢性病,注重治疗有度,像高血压、心脏病、糖尿病长期"带病生存"一样,癌症也可以在"带病生存"中获得较好的生活质量。

"生活质量"是近年医学领域颇受重视的课题。生活质量这一概念的提出与健康标准的重新定义、疾病谱的变化密切相关。世界卫生组织把"健康"定义为一种身体上、精神上、社会活动上的良好状态,而不仅仅是无病。它成为对躯体、精神、社会适应能力的综合健康评价指标。随着医疗目标由急性传染病转向慢性病,治疗方法能否使患者有一个好的生活质量日益受到重视。这一注重生活质量的理念引入到肿瘤治疗中,对评价治疗方法和治疗效果都是有益的。随着医学的发展,医学的重心从以"病"为中心,转向以"人"为中心。医生在关注肿瘤局部的同时,更应顾全整个机体,强调生活质量,其中包括患者的心理、精神及其社会适应能力。目前治疗效果评价标准已由单纯观察抑瘤率转变为重视患者生活质量的改善。肿瘤专业医生公认,肿瘤治疗不能以消灭肿瘤为唯一目标,如果一个治疗方案能让患者多存活数月,使肿瘤缩小若干个百分点,但却以损害患者生活质量为代价,则这种治疗实际上并无多大意义。

常见癌症防治误区

误区 161. 肺癌防治中常见的认识错误

(1)低焦油香烟不会有太大危害

众所周知,吸烟是导致肺癌的首要危险因素,因肺癌死亡的患者中,87％是由吸烟包括被动吸烟引起的,男性吸烟者肺癌死亡率是不吸烟者的 8～20 倍。但是,现在有的香烟生产商宣传其生产的低焦油香烟可以降低对人体的危害,一些烟民朋友也以"我吸的是低焦油香烟,不会有太大的危害"进行自我安慰。

对此,有研究表明,吸低焦油含量的香烟并不会降低吸烟者患肺癌的风险,吸中等焦油含量香烟和低焦油含量香烟的人,死于肺癌的比例没有明显差异。烟草公司关于低焦油烟草降低危害的宣传是无根据的、不科学的,是不负责任的。因为,烟草中除了焦油外,还有其他多种致癌物质。所以,对于广大烟民来说,保障健康、预防肺癌的最好方法就是远离烟草。

此外,由于烟民改吸低焦油烟草,吸烟支数的增加和吸烟力度的加深也是导致低焦油烟草危害健康的重要原因。当烟民选择低焦油香烟而非一般香烟时,往往会更深地吸每一口烟,这样就会吸入更多的尼古丁和烟草中的有害物质。

(2)忽视厨房油烟和装修中的有害物质

女性长期在厨房做饭,接触高温油烟产生有毒烟雾,损伤呼吸系统细胞组织,使其患癌的危险性增加 2～3 倍。现在许多城市家庭的厨房都比较小,有的还没有抽油烟机装置,厨房油烟污染严重。特别是冬天天气寒冷,很少打开窗户烧菜,同时许多厨房和客厅相连通,煎、炸、烧、烤、炒造成的高温油烟久久不散,其中含有许多致癌物质,对健康形成了很大的威胁。

近年来,随着房地产业的迅猛发展,让越来越多的百姓喜迁新居。然而,绿色房屋装修材料的使用率仍然不高,一些不健康的装修材料会产生很强的刺激性物质,刺激呼吸道黏膜,从而导致呼吸系统疾病和肺癌。有些房间装修刚刚结束,刺激性味道尚未消除,全家人就搬进去居住,对健康的危害更大。

肿瘤治疗专家认为,要注意尽量避免室内油烟、厨烟和室内环境污染给我们的健康带来危害。因此,在厨房安装效果良好的抽风设备、选择绿色装修材料和改变不健康的烹调饮食方法都是有效的预防措施。

(3)高危人群只做胸部透视

医学界把每天吸烟的支数乘以吸烟的年数称之为"吸烟指数"。如果每天吸烟大于 20 支,吸烟长于 20 年,吸烟指数就大于 400 了,这部分烟民就是肺癌的高危人群。

对于年龄大于 55 岁,吸烟指数大于 400 的烟民来说,每年体检时单靠胸部透视或一张胸片是不够的,至少应该进行胸片正、侧位检查,最好要做胸部低剂量螺旋 CT 检查,才有可能发现早期的肺部病变。

在出现刺激性干咳等呼吸道临床症状时,也应该到医院做胸部低剂量螺旋 CT 检查,这都有利于早期发现肺癌的。

(4)老年肺癌和晚期肺癌不能手术

在临床上,经常听到这样的说法:"瘤子太大了,无法手术了,患者活不了几天了","老人年纪太大了,体质弱,不能手术。"这其实涉及肺癌手术的适应证问题。的确,一确诊肺癌就能有手术机会的患者并不多,主要原因是早期发现肺癌的机会比较小。很多肺癌发现时,瘤体已经很大,无法立刻手术;有的瘤体不大,但已经出现了远处转移。其实,对于不能马上做手术的患者,可以通过化疗将肿瘤缩小,达到降低分期的目的,然后抓住时机进行根治性切除。与众多实体瘤的治疗原则一样,只有接受根治性手术,肺癌患者才有长期生存的可能。临床经验表明,年龄不是肺癌手术的禁忌证,即便是80多岁的老人,通过手术及综合治疗,也能获得很好的治疗效果。

(5)对化疗存在误解

其实,化疗是肺癌综合治疗手段中重要的组成部分,效果如何要看怎么用。化疗手段的优化,应以全面的诊断为基础。有的患者发现得早,可以首选手术,而根本不需要化疗;有的患者需要先化疗,创造手术机会;有的患者手术后为了巩固疗效,再追加化疗。患者的具体情况不一,化疗的应用和具体实施方案也多种多样。随着分子靶标诊断技术的发展,通过对肺癌进行分子分型,选择更有效的化疗药物,可以在一定程度上避免传统的近70%无效的所谓"陪绑化疗",从而获得事半功倍的疗效。近年涌现的新型靶向治疗药物,的确为临床医生提供了新的选择和思路,但要强调的是,任何药物都不能神化。任何一种靶向药物都不可能适合所有患者,其应用应遵循严格的适应范围,即患者身体内必须"有靶子",药物才能发挥作用。

(6)将中医与西医对立起来

有的患者认为,西药副作用大,特别是治疗肿瘤的药物毒性大,中药则无副作用。这种观点是不对的。必须摆正中医药在肿瘤治疗领域的地位。在多年的临床工作中我们发现,中药的扶正作用很重要,可作为肿瘤辅助治疗的手段之一。中药及现代化的中药提取物,能在缓解化疗的毒副作用、调节身体机能、增强抵抗力等方面大显身手。在医生的指导下合理使用中药才是正道。

(7)不向患者透露病情

肺癌只要治疗得当,患者获得长期生存甚至治愈都是可能的。可在征得患者家属同意的前提下,向患者开诚布公地交代病情,绝大多数患者在短暂的慌乱后,能很快平静下来并积极面对,推动治疗向好的方向发展。而那些被隐瞒的患者,医患之间难以建立信任,患者要么不配合治疗,要么胡乱猜测自己的病情,心理问题严重,最终对治疗不利。

误区 162. 肺癌不能手术就没救了

"肺癌不能手术就等于没救了",这种观点很多人都有。然而,专家明确指出,只要坚持放、化疗等规范综合治疗,不少不能手术的中、晚期肺癌患者同样能实现长期生存。不能手术绝不等于没救了,患者及其家属不能丧失治疗信心。

肺癌治疗的确首先强调手术,能手术的都要先手术。但肺癌早期症状隐匿且不典型,临床上约80%的患者一发现就为中、晚期,失去了手术机会。因此,放疗、化疗、分子靶向治疗、中医中药等就成为这些患者的主要治疗手段。近年来,随着放、化疗技术的不断进步,加上一些新型分子靶向药物的产生和中医中药的应用,很多无法手术的肺癌患者的治疗效果得到了明显提高。

早期肺癌特别是75岁以上高龄患者,当存在严重心脑血管病、肺功能低下、严重肝病或身体整体机能差等情况时,往往不能手术治疗,这时大部分患者只需通过三维适形立体放疗就能取得较好疗效,局部控制率可达90%以上,5年生存率可到40%～50%。也有部分患者需配合化疗和中医中药治疗。

对于无远处转移的局部晚期患者,往往需首选同步放、化疗,这能使患者的5年生存率达到15%～22%。有远处转移的晚期患者,应根据转移部位决定是先化疗还是先放疗。若脑或骨骼发生转移,患者应首选放疗;若肝、肾、脾等脏器转移,则应首选化疗。研究显示,90%的骨转移和脑转移患者,经放疗后疼痛等不适症状可明显缓解;经放疗的脑转移患者较未经放疗的脑转移患者,生存时间可延长2～3倍。

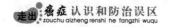
误区 163. 胃癌防治中常见的认识错误

（1）胃病是小毛病，吃点药就能好

早期胃癌 80% 没有症状，少数有症状的也是些非典型症状，极易同胃炎、胃溃疡等胃病相混淆。不及早进行胃癌诊断，不利于胃癌治疗。

（2）老年人才有胃病，年轻人胃疼是吃错了东西

我国 35 岁以下年轻人的胃癌发病率高达 11%，且恶性程度高。专家提醒，当出现不明原因的上腹部不适、腹胀、隐痛、饱胀感、食欲减退、恶心、呕吐、困倦、易疲劳、进行性消瘦与贫血、柏油样大便甚至呕血，切记应及时检查。

（3）胃溃疡已切除不会再生癌

胃在大部分被切除后，仍然有可能得胃癌，医学上称之为残胃癌。不能因胃已切除就对胃癌掉以轻心，良性胃病术后 5 年内应争取每年做一次胃镜检查，不要拒绝取活检送病理检查。

（4）胃炎不治疗很快能发展成胃癌

紧张的工作节奏、巨大的竞争压力、频繁的交际应酬……工作上的成功和辉煌，同时牺牲了现代白领们的胃。很多长期受慢性胃病困扰的白领，久治不愈或者症状严重时，自认为得了胃癌，变得精神萎靡，情绪低落，既影响了学习工作，也带来了不必要的经济损失，慢性胃炎和胃癌没有根本联系，只能说胃炎是胃癌的一个诱发因素。胃癌的发生与遗传、饮食、地理环境、疾病等多种因素有关。慢性胃炎不一定会得胃癌，没有胃炎的人也可能得胃癌。

（5）迷信"偏方"、"家传秘方"等

现代医学认为，科学的胃癌治疗应当是采取包括中医、西医在内的综合治疗。而临床不少患者害怕西医治疗痛苦大，费用高，而将胃癌治疗的希望寄托于某些偏方、验方上，结果给患者和家属带来了很

多痛苦和遗憾。

(6)视夸大宣传的保健品为灵丹妙药

目前很多违规宣传、夸大产品功效的胃癌相关保健品充斥市场，部分患者对此深信不疑，动辄上千的买进。这不仅造成经济损失，更重要的是贻误病情。其实保健品与药品有着根本的区别。药品有严格的审核机制、适用及禁忌范围，而保健品只要保证对人体无害就可上市流通，并不具备药物对特定疾病的治疗作用。因此，保健品不能代替药物。

(7)对患者隐瞒胃癌真实病情

患者被确诊为胃癌，家属或亲友多考虑其接受不了打击而保密。最常见的措施之一就是尽量避免去肿瘤专科医院或找专业的医生进行胃癌治疗，造成胃癌治疗不规范；部分年轻患者由病情、家属或医护的神态发现病情可疑，反而加重心理负担。因此，肿瘤专家主张在患者心理承受范围内，采取适当的方式使患者逐步了解真实病情，并建立起战胜病魔的信心。

误区 164. 食管癌防治中常见的认识错误

在食管癌的治疗上也存在着一些误区。

(1)早期患者私自放弃根治性外科手术治疗，盲目投靠土医偏方。

(2)西医无法治疗的晚期食道癌患者才寻找中医进行治疗。

(3)认为中医只能调理、缓解症状而不能抗癌，临床可用可不用。

(4)出现了滴水不进、声音嘶哑、口吐黏液而放弃有效的综合治疗。

(5)局部治疗(手术、放疗)后，吞咽困难等症状暂时缓解，误认为已痊愈。

(6)一味选择手术、放疗、化疗等治疗办法。食管癌患者要根据自己的实际情况，也不能一味地选择手术、放疗、化疗等常规治疗手法,需知食道癌是对化疗不敏感的。患者应根据医生的要求,积极配合治疗,适合自己的效果才会最好。

(7)食管癌患者不应该一味地根据自己制订治疗方案,应该根据医院的诊断结果,积极配合医生的治疗方案,选择适合自己的治疗方案。

(8)个案治疗有效,定是灵丹妙药。这是不科学的,许多患者抱着这样的态度,其实适合别人的,不一定适合自己,所以,治疗食管癌,还是要到专业正规的医院治疗,经过患者治疗验证的技术,才能是有效的。

现今,中药治疗比较可行。中药治疗目前多采用主方加辨证施治,扶正与活血祛瘀相结合的方法。我国陕西地区应用太白七药等实验证明,其对人体食管鳞癌细胞 CaEs-17 株有明显细胞毒作用,对多种动物移植性肿瘤有抑制作用。临床应用也证明有一定疗效。

误区 165. 肝癌防治中常见的认识错误

(1)手术即为治愈

部分患者和家属缺乏医学常识,不了解癌症的转移性和侵袭性,肿瘤细胞可经淋巴和血液向全身转移。手术后盲目乐观,不重视后续治疗,最终影响患者生存质量,也有部分患者害怕放、化疗的毒副作用而放弃后续治疗。这些都是错误的,肝癌术后并不代表就已治愈,仍有复发的可能。若手术切除不完全,更有转移扩散的可能。因而,患者应树立肝癌的治疗是一个长期、系统过程的观念。肝癌术后,应视具体情况选择合适的辅助治疗手段,如放、化疗、中医药治疗。其中,中医药治疗已渐渐成为肝癌术后重要的治疗手段,不仅能防止复发,还能提高人体抗病力,加快机体功能的恢复。

(2)出院后不重视复查

定期复查,重视后续治疗,对症状好转的肝癌患者尤其重要。部分患者在手术、放疗、化疗结束后,症状缓解或肿块消失后,放弃后续治疗,结果肿瘤复发或发生转移,使治疗功亏一篑。定期复查,了解病情的转化情况,以便在好转或者复发等情况发生时,能进行进一步的跟踪治疗,是肝癌治疗过程中极其重要的一环。

（3）过于相信秘方、偏方

随着早期诊断和治疗方法的进展及抗肿瘤药物的开发,肝癌患者的治愈率越来越高,但仍有部分患者迷信所谓的祖传治癌秘方、偏方,其成分复杂,真正抗肿瘤的成分少,对肿瘤细胞不具杀伤力。由于患者求治心切,盲目迷信秘方、偏方和所谓的治癌专家,浪费了钱财,失去了最佳治疗时机。因而患者一定要选择正规的医疗机构进行治疗,并应选择国家批准生产的正规肝癌用药。

（4）依赖营养食品

一些患者对某种"包治百癌"的保健类食品坚信不疑,长期服用,从而放弃正规治疗,这是极为错误的观念。营养品、保健品不是药品,不能替代正规药品起到癌症治疗的作用。并且,包治百癌的夸大宣传本身就不符合科学规律。患者一定要坚持正规长期治疗的方案,有针对性地选择合适的用药。配合医生的治疗方案才能获得最好的肝癌治疗结果。

（5）手术风险大

手术的确会有一定的风险,但是任何手术都会有自身的风险所在。肝脏作为人体重要器官,本身是个血窦,且与大血管邻近,加上肝癌患者存在不同程度的肝硬化、凝血功能障碍,术中、术后都存在出血死亡的可能。

此外,肝功能衰竭也是肝脏手术重要的并发症。所以,患者手术应选择具有丰富经验的大医院,尽可能减少手术风险。

（6）手术后埋置化疗泵无用

手术切除只是治疗肝癌的一个方面,由于肝癌容易发生肝内转移,为有效预防复发和转移,医生常常给患者埋置肝动脉、门静脉化疗泵。其目的有：①肿瘤一旦复发，可经肝动脉注入碘油栓塞肿瘤血管，使肿瘤缺血坏死，避免再次手术；②对不能切除的患者，定期经化疗泵注药，可使肿瘤缩小，延长生存期，部分患者可获得再次手术切除的机会；③直接经肝动脉和门静脉化疗，可提高局部血药浓度，减轻全身副反应，更有效杀灭残存的癌细胞，预防肿瘤复发。

（7）介入治疗比手术效果更好

研究公认的观点是能切除的肿瘤首选手术，一般不采用介入治疗，以免延误手术时机。除非患者存在严重的全身性疾病无法手术时，方考虑其他治疗方法，如介入治疗、射频消融等。

（8）甲胎蛋白阴性就可以排除肝癌

甲胎蛋白是常用的原发性肝细胞癌的定性指标，临床上发现甲胎蛋白升高的患者，在排除活动性肝炎和生殖腺肿瘤的情况下，往往可以确诊肝癌。但阴性并不能排除，因为胆管细胞肝癌和部分肝细胞肝癌患者 AFP 基本正常。

（9）手术使患者死亡更快

这是不正确的，手术切除肝癌是达到根治的唯一手段，早期切除是提高生存率的关键。肿瘤越小，5 年生存率越高。但许多患者确诊时已属大肝癌、中、晚期肝癌，要提高 5 年生存率，就必须采用手术治疗为主的综合治疗。

误区 166. 肝癌治疗"本末倒置"

肝癌的预后与发现时间的早晚关系密切，及早发现、及早手术治疗效果最好。因此，肿瘤单发并且在 5cm 以下的早期肝癌患者，术后 5 年生存率可在 70% 以上。如果已确诊为肝癌中、晚期，手术治疗效果较差者，可采用介入治疗——插管至肝脏的肿瘤部位，局部用碘化油等栓塞剂和化疗药物治疗。如果介入治疗仍不成功，癌细胞出现转移，可考虑冷冻、热疗、氩氦刀、伽玛刀等其他治疗。同时，还可辅助生物和免疫治疗,以改善患者免疫功能。

以上三步是肝癌治疗的基本程序,不能颠倒顺序、本末倒置。

误区 167. 肝癌患者过度治疗

(1)重祛邪,轻扶正

在国外,中、晚期肝癌患者接受化疗、栓塞治疗时,用药量一般较国内低,用药品种比较单一。而在国内,为了最大限度杀死癌细胞,在用药上仍有学者主张大剂量、多品种,认为治疗效果与化疗药的用量成正比。但如此"重量级"治疗常导致患者肝功明显受损,免疫力下降,生存质量降低,也没有延长患者的生存期,只是让患者换了个"走法"。

重祛邪,轻扶正,忽视了肝癌发生、发展的大背景和机体抵御肝癌需要的大环境,治疗超过机体本身的耐受力和疾病本身的需要,可谓十足的过度治疗。

(2)"杀鸡用牛刀"

肝癌各种治疗方式的创伤是不同的,一般来讲,肝移植>肝切除>介入栓塞>射频等局部治疗。在临床获益相仿的前提下,治疗肝癌应尽量用创伤小的方法。临床对直径小于5厘米的肝癌大多采用射频或介入栓塞等微创疗法,这样不仅创伤小,还能保护肝脏储备功能。对这类较小肝癌,如果还要采用肝叶或段切除术治疗,就好比杀鸡用牛刀了。当然,如果患者肝功能很差,尽管肝癌较小,也应考虑肝移植。

误区 168. 便血就是癌症

便血是一种常见的现象,患者会发出这样的疑问,主要是因为便血是直肠癌的典型症状,但便血同时也是十余种肛肠疾病的典型症状。因此,便血是不是癌症,只有进行专业检查才能确诊。便血可能是什么病?临床上导致便血的疾病可达十余种,主要介绍下面几种。

(1)痔疮:便血一般发生在排便过程中或便后,呈滴血或喷射状,血色鲜红,血与粪便不混合。

(2)肛裂:肛裂导致的便血,血色鲜红,滴出或手纸擦后有血迹,且便后有肛门剧烈疼痛。

(3)直肠、结肠息肉:血色鲜红,无痛,血与大便不混合。

(4)溃疡性结肠炎:出血混有黏液或呈脓血便,伴有腹痛、发热、便频等。

(5)直肠癌:血色鲜红或暗红,呈滴状附于大便表面;晚期常出现脓血便并伴有肛门直肠下坠、消瘦、大便习惯改变等症状。

在导致便血的众多肛肠疾病中,最容易发生误诊的就是内痔和直肠癌。据介绍,由于早期内痔和直肠癌都是以无痛便血为主要症状,所以两者极易发生误诊。临床上,有80%的直肠癌早期患者都曾被误诊为内痔,从而错过了最佳治疗良机。而临床上,直肠癌早发现30天,患者可多活30年。所以,出现便血症状后,患者一定不要轻视,要及时到正规专业医院进行检查,尽早确诊病情,对症治疗。

是否癌症便血,肛肠镜检查可确诊。

误区 169. 大肠癌防治中常见的认识错误

(1)贫血很严重,不可以手术

结直肠癌术前多表现为便血,尤其是盲升结肠癌,由于其不易发现、病程较长且有慢性失血的临床表现,术前贫血均较严重,很多患者担心身体差,无法耐受手术,要求手术前输血,改善营养状况。有报道认为,手术前输血虽然可以改善贫血,但会引起人体自身免疫抑制,促进肿瘤的生长,影响患者的手术疗效。因此,只要手术前血红蛋白超过7克,就可接受手术,贫血在手术切除肿瘤后才会真正恢复。低于 7 克可考虑适当术前输血。

(2)术前发现伴有肝转移,手术没有意义

肝转移,对于患者来说已属晚期,手术切除原发灶的意义到底有多大呢? 在所有癌症出现的肝转移中,结直肠癌肝转移治疗效果最好。首先,约有 10%～15% 的患者有手术切除转移灶的可能,这些患者的中位生存期达 35 个月左右,5 年生存率可达 30%～40%。其次,由于化疗药物对于结直肠癌肝转移非常敏感,另有 15% 左右的原先无法手术的肝转移患者在化疗后获得了第二次手术切除原发灶的机会。

因此,结直肠癌肝转移的患者首选手术治疗,在有专业经验的医生指导下,手术前对于肝转移灶进行仔细评价。对于无法手术切除的结直肠癌合并肝转移,可选择先手术切除大肠癌原发病灶,再给予患者积极的综合治疗。有研究报道,切除原发结直肠癌病灶联合其他化疗、放疗的患者中位生存期可达 20 个月左右,3 年生存率高达 35%;而放弃原发灶手术,单纯化疗的中位生存期仅 6.9 个月,3 年生存率仅 13%。

(3)发现大肠癌直接手术

结直肠癌患者术后约有 25% 患者会出现肝转移,而手术前的介入治疗可降低肝转移 50% 的发生率;再者,手术前的介入治疗,又称为局部化疗,是通过微创技术将导管插入肿瘤局部供应血管和肝动脉注入化疗药物,副反应小,肿瘤局部的化疗药物浓度高,疗效好。因此,对于结直肠癌患者,尤其是肿瘤较大的患者,术前选用介入治疗可获得事半功倍的效果。

介入术后 7～10 天肿瘤局部坏死最明显,时间太短,药物的作用还没完全发挥;时间相隔太长,残余的肿瘤细胞会再次进入新的快速增长期。因此,介入术后 7 天是手术治疗的黄金时期,真正的休养需要等到肿瘤切除以后,否则身体养好了,肿瘤也快速增长了,得不偿失。

（4）癌化疗后复发或化疗无效，就放弃治疗

随着科技的进步，采用传统化疗无效或化疗后又复发的患者，可以选择生物靶向治疗。所谓生物靶向治疗，就好比"生物导弹"，此类药物会特异性地选择肿瘤相顾的"特殊位置"发挥药物作用，直接抑制肿瘤的生长或切断肿瘤的"养料供应"，能起到较好的治疗肿瘤的作用。另外有一部分局部复发或肝肺转移的患者还是可以获得手术切除的机会的。

（5）合并急性肠梗阻的患者，需腹壁结肠造瘘

急性肠梗阻，就是突然无法"排便和排气"，患者有腹痛、发热等症状。急性肠梗阻的患者中约有 70％是结直肠癌晚期梗阻引起的，而大肠癌中有 20％的患者以急性肠梗阻起病。传统治疗方法是切除结直肠癌病灶后无法再重接，只能做腹壁结肠造瘘，"大便从肚子上排出"，患者很痛苦，生活质量严重受影响。目前内镜技术的发展，可完全避免结肠腹壁造瘘，首先选择内镜下肠梗阻导管和金属支架引流术，待梗阻解除，肠道清洁后行Ⅰ期根治性手术，不仅避免了患者腹壁结肠造瘘之苦，而且增加了手术的彻底性，对患者的综合疗效大有帮助。

（6）大肠癌手术前后需"不吃东西"进行肠道准备

大肠癌的手术由于大肠内粪便较多，采用传统的术前准备方法，准备时间长，对患者造成的影响大，术后恢复慢。2005 年以来在欧美国家先后兴起的"快通道外科"，通过改进围手术期处理方式，鼓励患者术后早期进食，早期下床活动，以实现促进患者术后恢复的目的。国内已有医院开展此项技术，完成了近 300 例患者，初步的结果显示，患者术后第一天就可以下床活动并进流质饮食，与传统患者术后 3～4 天恢复饮食相比具有明显优势，而且平均可缩短住院天数 2 天，得到了患者的一致好评。

（7）便血是痔疮的表现

大便出血可能是痔疮的表现，但也可能是低位结直肠癌的临床

表现,有时候两者可以完全相混淆。一些患者常常以为是痔疮而延误了诊断,在确诊结直肠癌时已属于晚期甚至出现了远处转移。另外,大便隐血筛查也是结直肠癌早期筛查的重要手段。复旦大学附属中山医院结直肠癌专业组,接受了科技部十一五攻关的科研项目,在上海市徐汇区徐家汇街道开展了社区的早期大肠癌的大便隐血和调查问卷筛查,在1万人群中发现了1百多例大肠癌和癌前期病变,患者都得到了及时的治疗。

知识窗

预防大肠癌发病的有效措施:

(1)避免长期进食高脂肪食物,多进食富含纤维的食物,保持大便通畅。

(2)多食用新鲜蔬菜、水果、大蒜、茶叶等天然抑癌食品,适当补充维生素 A、B_{12}、C、D、E 和叶酸。

(3)积极防治癌前病变,对有肠息肉,尤其是肠息肉家族遗传性患者,须及早予以切除;积极防治血吸虫病及血吸虫肉芽肿。

(4)对有癌瘤遗传易感性和癌瘤家族史的人群应定期行癌前普查;近期有进行性消瘦及大便习惯改变者,也应及早行有关检查,以期尽早发现。

(5)对早期肠癌手术后或放疗后患者,应定期复查,有条件者应长期坚持给予扶正抗癌中药巩固治疗,预防复发。

(8)没有症状的患者不必要肠镜检查

大肠癌的主要症状包括便血、腹痛、腹泻、消瘦等。大多数的症状在起病初期轻微,不会引起患者的足够重视,待症状明显时,多已属晚期,治疗效果欠佳。肠镜检查有利于早期发现,况且,现在无痛内镜的发展,也大大减少了肠镜检查的痛苦。但是,让所有的人都做肠镜,则会造成一定的浪费。因此,对于以下高危人群应该1~2年检查一次肠镜:即大肠癌高发区40岁以上有症状的人群;大肠癌手术后的人群;大肠息肉经肠镜下电灼术后的人群;有大肠癌家族史的直系亲属;有大肠息肉家族史的直系亲属;溃疡型结肠炎患者;有血吸虫性直肠肉芽肿的患者;胆囊切除术后的人群。

误区 170. 乳腺癌防治中常见的认识错误

(1)我没有家族病史,不需要年年检查

家族遗传因素是乳腺癌患者患病的主要原因之一。比如母亲、姐妹等家庭成员中有患乳腺癌的人,其发病概率比其他人高出四倍。但没有家族病史,并不等于你就不属于高危人群,可以高枕无忧地进入"保险箱"。因为如果你的家人中有得子宫颈癌或其他妇科癌症的,这种基因对你也可能有影响。假如你一向身体比较弱,免疫力低下,乳腺癌也会乘虚而入。有了这些因素,定期检查是万万不能错过的。

(2)我有过哺乳经历,乳腺癌与我无缘

独身、未生育、35岁以后才生育、40岁以上未曾哺乳或哺乳不正常的女性患乳腺癌的比例较高,这是不争的事实。但有过哺乳经历,并不是保证你能百分百与乳腺癌绝缘的理由,因为导致乳腺癌的因素很多也很复杂,如果你其他致病方面的指数维持在高水准,这个有利因素也敌不过诸多不利因素,或变有利为不利。因此,关乎乳腺的检查,不能存有半点侥幸心理、得过且过。

(3)其他乳腺疾病从没来找过我的麻烦,乳腺癌当然也不会亲近我

随着年龄的增长,身体的患病也有发展的趋势。以前没得过其他乳腺疾病,不等于你以后也不得,这里没有必然的因果关系。如果

你属于月经初潮在 12 岁前、乳腺部位曾接受一定量的放射线或 X 光透视、轻视水果蔬菜、身体较肥胖一族，也不能对自己的乳腺掉以轻心。因为经常摄取高脂肪或高动物性脂肪、过度肥胖、过量饮酒的女性得乳腺癌的可能性也比一般人高。

（4）大部分乳腺癌具有遗传性

只有 5％～10％的乳腺癌是由 BRCA1（乳腺癌易感基因 1）和 BRCA2 的突变所引起的。据美国癌症学会称，即使是有乳腺癌家族史的妇女，很多情况下都没有明确的基因突变，反而是与共同的生活方式及遗传易感性相关。事实上，科学家仍没有找到乳腺癌的真正病因。而最好的办法就是将从未患过乳腺癌的女性与确诊患者或是高风险女性进行对比，从而找出病因。

（5）胸小的女性患病概率较低

是否患乳腺癌与胸罩的大小关系不大。所有乳腺癌细胞的发展都与乳腺导管或小叶有关，这两者的数量所有女性都是相同的，其主要功能是制造奶汁并输送至乳头。而乳房的大小，一般与脂肪基质（纤维组织）的量有关，而这与患乳癌的概率几乎没有关系。建议所有 40 岁以上的女性都应进行定期的乳房 X 光检查。

（6）乳腺癌一般都会有肿块

约有 10％的乳腺癌确诊患者乳房都不会出现肿块、疼痛或是其他的异常症状。而在检测到的肿块中，80％～85％都是良性的，它们通常都是囊肿或是非癌肿瘤，这称为纤维腺瘤。也就是说，医生应对一切的乳房肿块或其他的乳房症状进行相关检查。

（7）乳房 X 光检查能预防或降低患病风险

定期的乳房 X 光检查并不能预防或是降低患乳腺癌的概率。该检查只能是确诊乳腺癌，从而使乳腺癌患者的死亡率降低 16％。但是，通过 X 光检查确诊的大多数乳腺癌患者，一般患病时间都长达 6～8 年，而该检查对肿瘤的漏诊率高达 20％。因此，所有妇女都应高度关注自己的身体健康，并且每年做一次乳房检查，及早发现乳房的异常。定期进行高品质的 X 光检查以及临床乳房检查,是检测乳腺癌最有效的方法,能于乳腺癌最早期确诊。

(8)乳房 X 光检查会导致乳腺癌

相对于乳腺癌早期诊断的好处,X 光检查的辐射伤害显得微不足道。美国癌症学会建议,40 岁以上的妇女应每年检查一次乳房。美国食品和药物管理局(FDA)规定的辐射量是相当低的,相当于平均每人从天然资源中吸收 3 个月以上的辐射量。据 FDA 称,如今妇女照 X 光时的辐射量较之 20 年前,已经降低了 50 倍,对身体长期的影响几乎为零。鉴于乳腺癌病情的差异性,妇女们应该根据个人的情况,向医生反映可能的致病因素。高风险人群 40 岁前就应开始做 X 光检查,或结合其他的更精密的检测方法,如核磁共振成像。

(9)年轻妇女不会患乳腺癌

虽然绝经后的妇女更容易患乳腺癌,但任何年龄段的妇女都有患癌的可能性。实际上,50 岁以下的妇女患癌的比例占 25%,且死亡率较高。这可能是因为年轻妇女乳房密度较高,X 光检查中难以检查出肿块。正因如此,妇女们最好从 20 岁开始,每月进行自我乳房检查,每 3 年做一次临床检查,40 岁开始做 X 光检查。如果你有乳腺癌的家族史,你可同时要求做核磁共振。

(10)乳房 X 光检查正常,则不担心会患乳腺癌

X 光检查是乳腺癌早期发现的最佳方式,但仍是不完美的,目前的建议仍然是 40 岁以上的妇女每年检查一次。研究表明,对于没有任何症状的乳腺癌患者,X 光检查的漏查率高达 20%。

误区 171. 宫颈癌防治中常见的认识错误

(1)宫颈癌不能预防

感染了人乳头状瘤病毒(HPV)是形成子宫颈癌完全必须的条件。这种病毒通过性传播,但大多数最麻烦的感染类型能通过最新

的疫苗来预防。避免 HPV 感染可明显减少妇女患宫颈癌危险。

(2)我还很年轻不用担心子宫颈癌

宫颈癌患者的平均年龄是 48 岁。然而并不都是这样的,有人在 20 多岁就被诊断出。HPV 感染和不典型增生的癌前期病变在年轻人里也很常见。

(3)我没有性生活,因此我不需要 HPV 疫苗

HPV 能够通过性交在配偶之间传染,同样也能经口和身体接触传染。

(4)我已经接种了 HPV 疫苗,故我不需要在性交时使用避孕套

这种 HPV 疫苗将使你不被四种 HPV 感染,但还有其他类型的病毒和性传播疾病,这种疫苗是束手无策的。因此,需继续使用避孕套防止性传播疾病。

(5)我的医生给我进行了妇科检查,这和巴氏试验是一样的

巴氏试验从子宫颈收集细胞,然后送到实验室测定。而妇科检查是医生对子宫颈和其他附件的物理检查。这两个对于早期诊断都很重要。

(6)宫颈糜烂以后会变成宫颈癌

宫颈糜烂是困扰很多女性的问题。现在妇产科界已经废弃了宫颈糜烂一词,改为宫颈柱状上皮异位,认为其不是病理改变,应该属于宫颈生理变化。但由于长期习惯成自然,也有很多医生思想未转变过来,仍称其为宫颈糜烂,更有甚者一些医疗机构、商业广告为经济利益考虑,对其大做文章,使人们对宫颈糜烂更加恐慌。

(7)把宫颈糜烂视作宫颈癌前期病变来治疗

长期以来临床医生将慢性宫颈炎和宫颈糜烂视为同义词,积极给予激光、冷冻、微波等各种物理治疗,甚至还包括利普(Leep)刀治疗宫颈疾病。这些错误治疗不仅给健康女性带来身体的痛苦和经济损失,还带来相当严重的副作用。年轻尚未生育的妇女如果用 Leep 刀做过度治疗,可使未来妊娠出现流产或早产的双倍风险。

(8)HPV 检测呈阳性或宫颈涂片不正常就是得了癌症

不一定。你需要进一步的检查,可能是阴道镜检查或者有关癌细胞的活组织检查。虽然人乳头状瘤病毒是导致宫颈癌的罪魁祸首,但多数情况下人体自身会将其清除,每个人一生中感染 HPV 的可能性是 75%~90%,而全世界有 50%~75% 的人现在携带 HPV 病毒。HPV 分低危和高危两大类,共 100 多种分型,不同的分型可以导致不同的疾病。而其中只有少数的病毒携带者会演变为宫颈癌。其他的感染者,由于感染病毒的种类不同或免疫力不同而没有临床表现。HPV 并不像大家所想象的那么可怕,更不需要过分紧张。

(9)将宫颈癌当做宫颈糜烂治疗

将宫颈癌误诊当做宫颈糜烂,给予简单的物理治疗,并且误认为宫颈糜烂治疗好了,以后就不会再得宫颈癌,从此不再做子宫颈筛查。这种做法可使病人失去治疗疾病的最佳时机,造成无法挽回的损失和巨大的伤害。发生这类错误的主要原因是不遵守筛查、诊治的标准化流程进行医疗服务,或者是单位及个人经济利益的驱使,不负责任地为病人进行治疗。

误区 172. 白血病防治中常见的认识错误

(1)化疗不可以治愈白血病

90% 以上的白血病为急性白血病,其中 70%~85% 为急性淋巴细胞白血病。这种白血病对普通化疗药物十分敏感,因此,采用多种药物进行联合化疗是治疗这种白血病的最好方法。

经过多年实践,我国对急性白血病的治疗已形成一套有效的方法。经过正规治疗,90% 以上的患者可以获得完全的缓解。再经过 2~3 年的巩固治疗,80% 的患者可以获得根治,既不影响生活和工作,也不会遗下任何后遗症,多数家庭的经济能力也是可以承受的,因此千万不要随意放弃治疗。

(2)白血病最好做骨髓移植

事实上,专家主张只有那些少数高危型的急性白血病、慢性粒细胞白血病、反复发作或不能缓解的患者,才有必要进行骨髓移植。骨髓移植是某些类型白血病的唯一根治方法,如慢性粒细胞白血病。但是认为骨髓移植是治疗白血病的最佳手段,白血病患者应不惜一切代价争取骨髓移植的观点是不正确的。

(3)采取中医偏方、秘方治疗

一个人一旦被怀疑或被告知患了某一类型白血病,千万要保持镇静。尽管白血病属于血液系统的恶性疾病,但医学发展至今,此恶性病已非绝症。此时应与医生合作,积极配合治疗。有病乱投医,迷信什么偏方而耽误治疗是不可取的。偏方、秘方不等同于正规中医治疗,白血病患者在治疗中除应遵照医生的治疗方案外,服用中药也很有必要,但要到正规中医血液病诊疗机构就诊,不可盲目信任所谓的偏方、秘方。

(4)骨髓穿刺能不做就不做

目前来说,骨髓穿刺是诊断白血病必不可少的一项诊察项目,考虑是白血病,骨髓穿刺是必须要进行的。一般来讲,骨髓穿刺对人体健康并无影响。但骨髓穿刺同静脉取血毕竟有所不同,广义上讲骨穿也属于创伤性检查之一,应请有经验的医生操作。

(5)治疗白血病只是延长生命

白血病虽然是一种难治性疾病,但随着近年医疗技术的进步,很多类型的白血病已获得了较好疗效,生存期明显延长,部分类型已可治愈,比如急性早幼粒细胞白血病通过全反式维 A 酸、亚砷酸联合化疗药物,可使 $75\%\sim80\%$ 左右患者达到治愈。儿童急性淋巴细胞白血病通过常规化疗也可使 80% 患者达到治愈;其他类型白血病治疗近年也有不同程度的进展,有条件的患者通过造血干细胞移植或骨髓移植根治概率也可达 $50\%\sim80\%$ 不等。

误区 173. 恶性淋巴瘤防治中常见的认识错误

(1)颈下有淋巴结肿大就是淋巴瘤

当身体某部位发生炎症时,微生物可引起淋巴结肿大,比如口腔炎症、扁桃体发炎等均可引起颈部淋巴结肿大。一般来说,扁桃体发炎等引起颈部淋巴结肿大的服用消炎药之后会变小,直至消退。但淋巴瘤则不同了,吃了消炎药之后,虽然肿块会变小,但不久之后又卷土重来,并且越来越大。

(2)淋巴结不痛不痒不用管

由于起病初期仅表现为无痛性、进行性淋巴结肿大,常被患者忽视,觉得淋巴结不痛不痒不用理会,以致延误治疗时机。

(3)贴膏药"排毒"能消肿

颈部明明就是淋巴瘤,但不少患者去一些不正规的小诊所采用中药药膏来消肿。有学者认为,不排除有些偏方的确能把这些肿块变小一点,于是患者就认为这样做"有效",继续贴药膏,甚至贴得皮肤溃烂流脓。直到好多个淋巴结肿得像鹅蛋那么大,才去正规医院就诊。

(4)一做活检会引起肿瘤扩散

淋巴结活检对于确诊淋巴瘤非常重要。可是很多人颈部有淋巴结的时候,非常害怕做活检,觉得一穿刺或切一块淋巴结出来,可能就引起癌症全身的扩散。

对于高度怀疑恶性病变的淋巴结,进行活检是最可靠的诊断方法。活检的创伤非常小,仅有少量血液或者组织液渗出,不会引起肿瘤扩散。其次,通常在活检明确诊断后很快就会开始正规治疗,肿瘤不会有可乘之机。

(5)手术切除就没事

淋巴瘤是一类比较特殊的肿瘤,与其他实体瘤不同。淋巴瘤是全身性的疾病,通过手术将局部肿瘤切除的方式,是没有办法达到真正治疗目的的。对于淋巴瘤治疗更多的是采用全身性的药物治疗。

误区174. 鼻咽癌防治中常见的认识错误

(1)对肿瘤知识了解甚少,一旦得知认为已无药可救,采取不闻不问的态度,拒绝治疗。

(2)忽视其疾病的重要性。大多数患者都等到疾病发展到无法忍受的地步时才去医院进行治疗,而这时疾病已经发展到晚期,错过了良好的早期治疗的机会。

(3)医生的忽略和误诊。鼻咽解剖位置深,几乎位于头颅的中央,临床观察较困难,而且鼻咽癌早期症状不明显或不典型,临床表现复杂多样,因此容易被忽略和误诊。

(4)太过于固执。有些患者在治疗没效果后,不愿意放弃,认为泼出去的水,散出去的钱,没疗效,也得坚持做完治疗。

据有关资料表明,鼻咽癌用单纯放射治疗,总的5年生存率已达到50%左右;早期鼻咽癌,无鼻咽腔外侵犯、无颈淋巴结转移者,治后5年生存率可达80%～90%;即便是晚期患者经正规的积极治疗,仍有1/3以上的患者获得5年以上的生存期。随着近年放射治疗方法的不断改进,人们对鼻咽癌的认识不断深入,医疗设备的不断更新,医疗技术的不断提高,在新世纪内鼻咽癌的治疗效果将会有大幅度提高。

误区175. 甲状腺肿瘤防治中常见的认识错误

(1)良性甲状腺结节提倡局部切除或剜除,力求保留正常腺体,避免全甲状腺切除,尤其是青少年患者。

(2)甲状腺癌不应当做部分切除或剜除,因其残留肿瘤比例较高,至少应行腺叶及峡部切除。另有不少学者主张行甲状腺全切术,认为这一术式会降低局部复发率,但喉返神经及甲状旁腺功能损伤的概率增加,有资料表明腺叶及峡部切除术的 10 年生存率与之相似。

（3）提倡术中常规解剖喉返神经,可以减少喉返神经损伤,减少医疗纠纷。提倡术中冰冻切片诊断,以指导手术方式的确定,如果诊断为肿瘤,应常规探查或清除中央区（气管食管旁）淋巴结。

（4）颈清扫一般提倡功能性清扫,对低危患者,若临床检查及术中未能触及肿大淋巴结者,仅做中央区清扫;高危患者,若临床检查及术中触及肿大淋巴结,可切取活检,阳性者可做功能性清扫。

（5）超声检查在甲状腺结节性质判断及治疗后随访中有重要价值,有经验的超声诊断已可以较为准确地鉴别甲状腺结节及颈淋巴结的良、恶性,应大力提倡以取代触诊为主的传统方法,减少不必要的超范围手术。

（6）局部外侵的分化性甲状腺癌,仍要力争保留重要器官,如喉、气管等,不强求手术彻底而牺牲器官功能。

（7）化疗、放疗及放射粒子植入对分化型癌及髓样癌无效,仅适用于重要器官、血管处微量残余肿瘤。

（8）恶性甲状腺肿瘤术后激素替代是必要的,目的在于抑制促甲状腺素的水平,防止复发。建议甲状腺癌术后服用甲状腺素促使甲状腺激素（TSH）控制在正常低界以下、零值以上,终身监测 TSH 水平。

（9）对高危年龄组（男性 40 岁以上,女性 50 以上）,如果局部病变较晚,颈部转移广泛,或肿瘤分化较差,应采取积极的手术（包括甲状腺全切除）及术后同位素治疗。

为达到甲状腺肿瘤治疗的规范化,需要各方面积极努力,通力合作。甲状腺外科除了肿瘤以外,还有像甲亢等涉及全身性代谢的疾病。普外科在全身性疾病的病理、生理方面的认识与处理有优势,而耳鼻咽喉头颈外科医生在处理局部的重要器官,如喉、气管、食管以及喉返神经等有优势,应提倡学科间互补互学、良性竞争,以患者为中心,尊重患者选择权利为原则,使治疗走向规范化,给患者提供最大益处。

误区 176. 只有上了年纪的人,才会患上前列腺癌

根据 2005 年癌症登记报告,2704 名前列腺癌新患者当中,有381 位(14%)年龄小于 65 岁。目前对于多少岁开始做前列腺癌特异抗原筛查最适当,全球医学界与公共卫生学界仍有争议。因为前列腺癌患者平均年龄是 72 岁,而且前列腺癌病程进展较慢,不像肝癌或肺癌很快威胁生命,最重要的是患者在治疗后常并发尿失禁或性功能的问题,因此国际间尚无共识。一般男性年过 50 岁就应开始做肛门指诊与抽血检验 PSA,若有前列腺癌家族病史的人更应提早于 40 岁以后进行例行性前列腺癌筛检。

误区 177. 如果身上有很多痣,就比较容易得皮肤癌

一般不会的!很多人都认为身上长痣会增加患皮肤癌的风险。事实上,皮肤癌最主要危险因素是紫外线。因此,预防皮肤癌的最好方法是避免强烈的阳光直接照射。如果是出生后长出来的痣,极少数会变成恶性黑色素瘤。但要注意,万一身上的痣发生颜色、大小、形状变化,原本扁平的斑点突然凸起、出现红肿痛痒等发炎症状,或者有新长出来的痣,尤其是长在脚底、指缝间的,可能是黑色素瘤的讯息,最好找皮肤科医生检查。